市民健康普及教育丛书

呼吸系统疾病科普

100问

主 编 曹 超

参 编（按姓氏笔画排序）

于 航　马珊妮　王林峰　孔 薛

孔伟良　朱 宁　刘 芳　李依婷

杨 婧　邱 枫　陈 磊　陈丽娜

罗东进　胡晶晶　贺 磊　黄微娜

ZHEJIANG UNIVERSITY PRESS
浙江大学出版社
·杭州·

图书在版编目（CIP）数据

呼吸系统疾病科普100问 / 曹超主编. — 杭州：浙
江大学出版社，2023.5
ISBN 978-7-308-23740-6

Ⅰ．①呼… Ⅱ．①曹… Ⅲ．①呼吸系统疾病－诊疗－
问题解答 Ⅳ．①R56-44

中国国家版本馆CIP数据核字(2023)第076584号

呼吸系统疾病科普100问

HUXI XITONG JIBING KEPU 100 WEN

曹　超　主编

策划编辑	柯华杰
责任编辑	陈丽勋
责任校对	朱　辉
封面设计	林智广告
出版发行	浙江大学出版社
	（杭州市天目山路148号　邮政编码　310007）
	（网址：http://www.zjupress.com）
排　　版	杭州林智广告有限公司
印　　刷	杭州捷派印务有限公司
开　　本	889mm×1194mm　1/32
印　　张	4
字　　数	65千
版 印 次	2023年5月第1版　2023年5月第1次印刷
书　　号	ISBN 978-7-308-23740-6
定　　价	25.00元

总　序

疾病，自古以来就是人类无法绕过的话题，它与人类相伴相随，一直影响着人类社会和人类文明。随着科技的飞速进步及社会的不断发展，人类在与疾病的斗争中不断取得胜利，人类对于自身的健康有了越来越多的主动权。特别是近年来，随着国民健康意识的不断提升，越来越多的人关注健康问题，追求"主动健康"。国家也在以前所未有的力度推进"健康中国"建设，倡导健康促进理念，深入实施"将健康融入所有政策"。2019 年 7 月，国务院启动"健康中国行动（2019—2030 年）"，部署了 15 个专项行动，其中第 1 项就是"健康知识普及行动"，这也凸显了国家对健康知识普及工作的重视。

健康科普是医务工作者的责任，也是医务工作者的义务。人们常说，"医者，有时是治愈，常常是帮助，总是去安慰"。作为医生，我们在临床工作中，发现许多患者朋友有共同的问题或困惑，如果我们能够提前做好科普，答疑解惑，后续的治疗就能事半功倍。通过科普书籍传递健康知识，打破大众的医学认知壁垒，能为未病者带去安慰，增强健康知识储备；为已病者提供帮助，使其做一个知情的患者；给久病者以良方，助其与医生共同对付难缠的疾病。这就是编写本丛书的初衷，也是编写本丛书的目的。

都说医生难，其实大部分没有医学知识的普通民众更难。面对庞杂的医疗信息，面对各地不均衡的医疗水平，面对复杂的疾病，一方面要做自己健康的第一责任人，另一方面还要时刻关注家人的身心健康。我作为医生同时又是医院管理者，也一直在思考能为广大民众做点什么，以期既能够治愈来医院就诊的患者，又能为出于这样或那样的原因不能来医院面诊的患者解决问题。

这套科普丛书，就可以解决这个问题。它以医学知识普及为目的，从医生的专业角度，为患者梳理了常见疾病预防治疗的建议。丛书共 15 册，涵盖了情绪管理、居家护理、肥胖、睡眠、糖尿病、肾脏病、糖尿病肾脏病、口腔健康、呼吸系统疾病、骨质疏松、脑卒中、心脏病、高血压、女性卵巢保护、前列腺疾病 15 个主题。每册包含 100 个常见问题（个别分册包含 100 多个常见问题），全书以一问一答的形式，分享与疾病相关的健康知识。丛书的编者都拥有丰富的临床经验，是各科室和学科专业的骨干。丛书分享的知识点都是来源于一线医务工作者在疾病管理中的实践经验，针对性强。通过阅读，你可以快速而有针对性地找到自己关心的问题，并获得解决问题的办法，从而解除健康困扰。你也可以从别人的问题中受到些许启发，从而在守卫健康的过程中少走一些弯路，多做一些科学的、合理的选择，养成良好的健康生活方式。因此，特撰文以推荐，希望我们这个庞大的医生朋友团队用科普的力量，在促进健康的道路上与你一路同行。

　　未病早预防，有病遇良方，愿大家都能永葆健康！

2023 年 3 月

前 言
PREFACE

近年来，呼吸系统疾病日益高发。目前，我国慢阻肺患者数量约 1 亿，成人哮喘患者数量约 4570 万，呼吸系统感染性疾病常年高发，特别是近年新型冠状病毒给全球公共卫生带来了巨大的冲击。此外，肺癌是我国乃至全球发病率与死亡率最高的肿瘤之一。这些都严重地威胁着人民群众的健康，同时也带来了人们心理上的不安。因此，为了帮助普通群众了解呼吸系统疾病，更好地进行自我管理，纾解疾病带来的压力，我们编写了这本《呼吸系统疾病科普 100 问》。

全书以问答形式，对呼吸系统常见病、多发病相关的常见问题做出通俗易懂的详细解答。本书既包括呼吸生理、呼吸系统常见症状、上呼吸道感染、戒烟这些日常知识，也包括慢阻肺、哮喘、支气管扩张、肺血管疾病等呼吸系统常见慢性疾病的相关治疗与自我管理的知识，同时也对肺结节、肺癌、肺部职业病、气管镜、肺功能等做了介绍。知识内容深入浅出、全面丰富。

　　本书的编写得到了宁波大学附属第一医院相关领导及同事的大力支持和帮助。全体科室成员在繁忙的工作之余，不辞辛劳，含毫吮墨，反复讨论修改，力求尽善尽美。在此，对所有参与编审的同志表示感谢！

　　最后，由于编者水平、经验有限，本书中如有错漏不足之处，恳请同行及广大读者不吝提出意见和建议，以便再版时改正。

编者

2023 年 3 月

目 录
CONTENTS

三、关于肺炎及传染性呼吸系统疾病

四、关于慢阻肺

五、关于过敏和哮喘

六、关于支气管扩张

七、关于肺血管疾病

八、关于气管镜及肺结核

十五、关于肺功能检查

十六、关于雾化氧疗及呼吸衰竭

01 什么是呼吸道?

　　呼吸道是指肺呼吸时气流所经过的通道。解剖学上,以环状软骨下缘为界,将呼吸道分为上、下两部分:上呼吸道由鼻、鼻窦、咽喉构成;下呼吸道包括从气管直到终末细支气管的整个支气管树。呼吸道以骨或软骨为支架,其内表面覆盖着黏膜,黏膜内分布着丰富的毛细血管和纤毛,并能分泌黏液,能对吸入的空气进行加温、湿润和过滤,具有清洁作用和防御反射等保护功能。

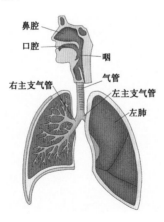

呼吸道解剖图

2 人为什么要呼吸?

呼吸是维持机体新陈代谢和其他功能活动所必需的基本生理过程之一。通过呼吸,机体从大气摄取新陈代谢所需要的氧气(O_2),排出所产生的二氧化碳(CO_2),一旦呼吸停止,生命也将终止。人体的呼吸过程包括三个环节:①外呼吸或肺呼吸,指外界空气与肺泡之间,以及肺泡与肺毛细血管血液之间的气体交换;②气体在血液中运输,指通过血液运行,一方面把肺摄取的 O_2 及时运送到组织细胞,另一方面又把组织细胞产生的 CO_2 运送到肺毛细血管,以便排出体外;③内呼吸或组织呼吸,指血液与组织、细胞之间的气体交换过程。整个呼吸过程不仅依靠呼吸系统来完成,还需要血液循环系统的配合。人体正是依靠不停的呼吸运动进行气体交换,满足机体新陈代谢的需要,使生命得以维持。

3 人是如何呼吸的?

气体进出肺是由于大气和肺泡气之间存在压力差。当吸气肌收缩时,胸廓扩大,肺随之扩张,肺容积增大,肺内压暂时下降并低于大气压,空气就顺压差进入肺，造成吸气。反之，当吸气肌舒张和（或）呼气肌收缩时，胸廓缩小，肺也随之缩小，肺容积减小，肺内压暂时升高并高于大气压，肺内气顺此压差流出肺，造成呼气。安静状态下的呼吸称为平静呼吸，呼吸频率为每分钟 12 ～ 18 次。

4 什么是呼吸困难？

呼吸困难是指主观感觉空气不足、呼吸费力或气短；客观常表现为呼吸频率、深度和节律的改变，严重者可呈端坐呼吸或其他被动性体位呼吸。呼吸困难程度从稍有呼吸费力、气短到感觉呼吸窘迫，不同疾病及不同人都有差异。呼吸困难可分为急性呼吸困难和慢性或间断发作性呼吸困难。急性呼吸困难是指数小时以内出现中等以上呼吸困难，多发作在安静状态。慢性（间断发作性）呼吸困难往往在运动或劳累后出现，多数患者是在原有症状上加重时就诊，意味着原有疾病恶化或急性发作。

5 咳嗽时需要止咳吗？

咳嗽实质上是机体的自我保护功能，其目的是清除呼吸道内的异物，维持呼吸顺畅。咳嗽反射是受低级中枢控制的"生物本能"，如果强行止咳，可能导致气道内的病原体和异物无法通过痰液排出，反而加重病情。所以我们要正确看待咳嗽，不是咳嗽止住了，病就会好，而是病好了之后，咳嗽自然就会止住。出现咳嗽后不要急于止咳，应寻找正确病因，才能对症下药。

6 什么是慢性咳嗽？

按病程，咳嗽可分为急性咳嗽（<3周）、亚急性咳嗽（3～8周）和慢性咳嗽（>8周）。对于慢性咳嗽，根据 X 线胸片结果可分为两类：一类为 X 线胸片有明确病变者，如肺结核、肺癌等；另一类为 X 线胸片无明显异常，以咳嗽为主要或唯一症状，即通常所说的不明原因慢性咳嗽，简称"慢性咳嗽"。慢性咳嗽的常见原因有咳嗽变异性哮喘（CVA）、上气道咳嗽综合征（UACS）、嗜酸性粒细胞性支气管炎（EB）和胃食管反流性咳嗽（GERC），这些原因占了呼吸内科门诊慢性咳嗽比例的 70%～95%。其他病因较少见，但涉及面广，如慢性支气管炎、支气管扩张、支气管内膜结核、变应性咳嗽（AC）、心理性咳嗽等。

7 感冒好了，为什么仍一直咳嗽？

临床上将呼吸道感染急性期症状消失后，咳嗽仍然迁延不愈的表现称为感染后咳嗽，其中又以病毒性感冒后引起的咳嗽最为常见，所以又称感冒后咳嗽。据数据统计，在感冒后有11%～25%的患者会发生咳嗽，而在感冒流行季节，感冒后咳嗽发生率可高达25%～50%。患者常表现为刺激性干咳或咳少量白色黏液痰，一般持续3～8周，但临床上可见感冒后咳嗽持续数月的病例，甚至有少数病例可发展为慢性咳嗽，严重影响患者的生活。

8 什么是咳嗽变异性哮喘？

咳嗽变异性哮喘（CVA），过去又称为过敏性支气管炎、过敏性咳嗽、咳嗽性哮喘，是一种特殊类型的哮喘，咳嗽是其唯一或主要临床表现，没有明显喘息、气促等症状或体征。主要表现为刺激性干咳，通常咳嗽比较剧烈，夜间咳嗽为其重要特征，感冒、冷空气、灰尘、油烟等容易诱发或加重咳嗽。在我国，咳嗽变异性哮喘为慢性咳嗽的首位病因，占慢性咳嗽的14%～62%，其治疗原则与支气管哮喘相同。

9 普通感冒和流行性感冒有何区别?

普通感冒(俗称"伤风")和流行性感冒(简称"流感")都是急性上呼吸道感染的常见类型。广义的上呼吸道感染是指鼻、咽、喉的急性感染的总称,而狭义的上呼吸道感染(简称"上感")又称"普通感冒",是最常见的急性呼吸道感染性疾病,发病率较高,多呈自限性。上呼吸道感染的主要病原体是病毒,少数为细菌,其中由流感病毒引发的上感称为"流感"。流感可以通过接触、飞沫传播,具有季节性,北方为冬春季好发,南方全年可流行,病毒变异率高,人群普遍易感。在我国,由甲、乙型流感病毒引起的急性呼吸道感染性疾病,属于丙类传染病。

在症状上,普通感冒患者的症状以鼻部症状为主,出现喷嚏、鼻塞、流涕等,也可出现咳嗽、咽干、咽痒等,严重者可有发热、头痛等不适,一般5～7天可痊愈。流感患者的呼吸道症状较轻微,起病急,高热、头痛、乏力、全身肌肉酸痛等全身中毒症状明显;

部分胃肠型患者可出现腹痛、腹胀、呕吐、腹泻等；肺炎型患者可出现肺炎，甚至继发呼吸衰竭；中毒型患者可出现休克、弥散性血管内凝血（DIC）、循环衰竭直至死亡。

在治疗上，普通感冒患者以休息及对症治疗为主，可服用酚麻美敏（泰诺）、盐酸伪麻黄碱（康泰克）等类似药物改善鼻部症状，可服用具有清热解毒及抗病毒作用的中药以改善症状，缩短病程。流感患者除需采取上述治疗措施外，还需尽快进行抗病毒治疗，奥司他韦是目前常用的抗流感病毒药物。此外，流感患者需警惕有无肺炎、呼吸衰竭等并发症，一旦发现需尽早治疗。

? 10 感冒后是否需服用"消炎药"？

目前，有 70% ～ 80% 的急性上呼吸道感染由病毒感染引起，包括鼻病毒、冠状病毒、腺病毒、流感和副流感病毒，以及呼吸道合胞病毒、埃可病毒、柯萨奇病毒等，还有 20% ～ 30% 的上呼吸道感染为细菌感染引起，可单纯发生或继发于病毒感染后。目前我们常说的"青霉素""头孢"这些"消炎药"，也就是抗生素，都只对细菌有效，因此多数的急性上呼吸道感染均无须使用抗生素。如患者出现白细胞计数升高、咽部脓苔、咳黄痰等细菌感染依据，可根据当地流行病学史及经验口服青霉素、第一代头孢菌素、大环内酯类药物或喹诺酮类药物。但是滥用抗生素不但增加了服药后药物过敏的风险，还可能造成细菌对抗生素产生耐药性，导致真正发生细菌感染时因为细菌耐药而无药可用。

 11　如何预防感冒和流感的发生？

加强锻炼、增强体质、改善营养、合理饮食、规律生活是预防上呼吸道感染的最好方法。冬春季节，尤其是天气突变时，更要注意避免受凉及过度劳累，保持室内空气流通，规范佩戴口罩，避免到人多的公共场合。周围一旦有人罹患感冒，需注意保持安全社交距离，戴好口罩，注意咳嗽礼仪。对于儿童、学生、有慢性基础疾病或重大伤病的患者，以及特殊工作环境的工作人员，建议在每年的 10—11 月接种流感疫苗，以增强人体对流感病毒的防御能力。

流感起病急、症状重、并发症多，大众更应引起

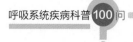

重视，并采取积极有效的措施进行预防。首先，个人需要进行适量运动，注意合理饮食，增强身体抵抗力。其次，在流感好发季来临前，根据政府预报，及时进行有针对性的疫苗接种。再次，在疫情流行的大环境下，务必戴好口罩，勤洗手，保持居室卫生，避免人群聚集，通过对公共场所进行必要的空气消毒等手段抑制流感病毒的传播。同时，对罹患慢性呼吸系统疾病、心血管疾病、代谢及内分泌疾病、免疫抑制的人群，务必积极治疗原发疾病，减少流感的发生及重症流感的出现。

12 在新冠病毒感染疫情流行期间，如果出现了感冒症状，应如何应对？

新冠病毒感染早期，症状与普通感冒较难区别。新冠病毒感染疫情流行期间，如果出现咳嗽、咽痛、肌痛、发热、乏力、鼻塞、流涕、恶心、呕吐、腹泻及嗅觉减退等症状，就需要警惕是否有新冠病毒感染可能。可优先选择在家中自测抗原，以确认是否感染了新冠病毒。需要注意的是，在起病早期进行抗原检测有假阴性的可能，如果症状不好转，需要重复检测。

在此期间需要做好自身及家人的个人防护，以免造成新冠病毒的家庭聚集性感染。个人防护主要包括以下几点。

（1）规范佩戴口罩。前往公共场所、乘坐公共交通工具时，均应规范佩戴口罩，每个口罩累计佩戴时间不超过8小时，口罩出现脏污、变湿、损坏须及时更换。在跨地区公共交通工具上或医院等环境中使用过的口罩不重复使用。

（2）勤洗手。外出返家，护理老人、儿童和病人，触摸口、眼、鼻，咳嗽或打喷嚏，做饭、就餐前，清理垃圾后，接触快递，或电梯按钮、门把手等公共设施后，应及时洗手或手消毒。

（3）常通风。每日开窗通风2～3次，每次20～30分钟；家中人较多、有访客时，建议开窗通风；家中有居家隔离人员时，其所在房间应关闭房门，单独开窗通风。

（4）少聚集。尽量不去人员密集、空气流通差的场所，减少不必要的聚集性活动，保持安全社交距离。如果条件允许，尽量做到居家单间隔离。

（5）保持环境卫生。日常居家环境注意卫生清洁，必要时进行预防性消毒；餐具、厨具首选煮沸消毒法；马桶冲水前要盖马桶盖；棉被衣物注意洗晒。

（6）合理膳食，适当运动。要在保证能量供应充足的情况下，适当进食高蛋白类食物，注意膳食搭配，均衡营养。加强身体锻炼，规律作息，充足睡眠，增强自身免疫力。

如果抗原检测反复阳性，上述症状持续无好转，或进行性加重，则需至医院就诊。

13　为什么感冒1个月了还没有康复？

急性上呼吸道感染的患者大多数可以5～7天痊愈，如果超过1周仍未好转，患者就应至相关医院就诊咨询。1个月左右的感冒，临床上是非常少见的。如果感冒症状持续1个月，一定要考虑是否确定为感冒，进一步检查是不是其他疾病导致的。如果是反复发热，需要怀疑是否存在肺炎、肺结核、泌尿系统感染、胆道感染甚至血流感染；此外，还需要排除风湿性疾病等非感染性疾病的可能。如果为反复鼻塞、流涕，需要到耳鼻喉科进一步检查，排除慢性鼻炎、鼻窦炎的可能。如果咳嗽持续1个月仍未缓解，需要至呼吸科进一步进行肺部 CT 等检查。

14 什么是急性支气管炎，它和感冒有什么区别？

　　急性支气管炎的病因相较于感冒更为复杂，常见的病原体与急性上呼吸道感染相似，主要包括病毒和细菌，但近年来支原体、衣原体感染明显增加，病毒感染基础上继发细菌感染也较多见。除感染因素外，急性支气管炎还与理化因素（如冷空气、粉尘、刺激性气体），以及过敏反应（如吸入花粉、有机粉尘、真菌孢子、动物皮毛、虫卵）等有关。急性支气管炎无流行倾向，年老体弱者容易发生。常发生于寒冷季节或气候突变时，部分是由急性上呼吸道感染迁延不愈所致。

　　急性支气管炎通常起病较急，全身症状轻，可有发热，主要表现为咳嗽、咳痰，可延续 2～3 周，部分可演变成慢性支气管炎。部分患者可出现胸闷、气促。查体常无阳性体征，部分患者可出现两肺散在干湿啰音。

15 如何治疗急性支气管炎？

　　以止咳化痰等对症治疗为主；对于有气管痉挛的

患者可加用平喘药物，如茶碱、β_2受体激动剂、胆碱能阻滞剂等；发热患者可使用解热镇痛药物。

在有细菌感染证据时需考虑使用抗生素。一般咳嗽超过 10 天，细菌、支原体、肺炎衣原体、鲍特菌等感染概率较大。可首选大环内酯类或青霉素类药物，亦可选择头孢菌素类或喹诺酮类药物。

16　接种流感疫苗有何注意事项?

应用流感减毒活疫苗是预防流感最重要的公共卫生措施；疫苗的组成常有变化，取决于当前流行的病毒和既往的变异情况。成年人每年接种 1 次。

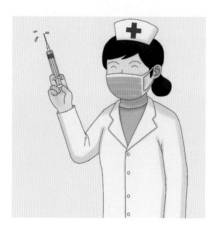

疫苗接种

推荐流感疫苗应用于以下人群：①医务人员，包括临床救治人员、公共卫生人员、卫生检疫人员等；②大型活动参加人员和保障人员；③养老机构、长期护理机构、福利院等人群聚集场所的脆弱人群及员工；④重点场所人群，如托幼机构、中小学校的教师和学生，监所机构的在押人员及工作人员等；⑤其他流感高风险人群，包括 60 岁以上的居家老年人、6 月龄～5 岁儿童、慢性病患者、未满 6 月龄婴儿的家庭成员和看护人员，以及孕妇或准备在流感季节怀孕的女性等。对于 6 月龄以上且无禁忌证的人群均可接种流感疫苗。

接种流感疫苗后，发热、流涕、鼻塞为十分常见的不良反应（发生概率≥10%），咽痛、头痛、乏力或嗜睡、呕吐、食欲缺乏、咳嗽、上呼吸道感染、肌肉痛、恶心、烦躁为常见不良反应（1%≤发生概率<10%），变态反应、关节痛、鼻咽炎和寒战为偶见不良反应（0.1%≤发生概率<1%）。

通常接种流感疫苗 2～4 周后，可产生具有保护水平的抗体，6～8 个月后抗体滴度开始衰减。我国各地每年流感活动高峰出现的时间和持续时间不同，为保证受种者在流感高发季节前获得免疫保护，最好在 10 月底前完成免疫接种；同一流感流行季节，已按照接种程序完成全程接种的人员，无须重复接种。孕妇在孕期的任一阶段均可接种流感疫苗，建议在本年度的流感疫苗开始供应时尽早接种。一般来说，各地的流感疫苗接种信息可在各地疾病预防控制中心官网查阅，也可向当地社区卫生服务中心咨询。

三 关于肺炎及传染性呼吸系统疾病

 17 肺炎有哪些症状，如何做出诊断？

狭义上的肺炎指的是由细菌、病毒、真菌及其他病原体等引起的肺部感染性疾病。其症状从轻微到严重不等。发热、咳嗽、咳痰是肺炎的典型症状，全身酸痛、乏力、食欲缺乏、睡眠欠佳多为非特异性表现，也有少数患者少症状或无症状。部分患者可能出现呼吸急促甚至呼吸困难、胸痛、咯血，严重者出现意识障碍、嗜睡、昏迷等。

肺炎[1]的诊断标准如下。

（1）社区发病。

（2）肺炎相关临床表现：①新近出现的咳嗽、咳痰或原有呼吸道疾病症状加重，伴或不伴脓痰、胸痛、呼吸困难、咯血；②发热；③肺实变体征和（或）闻及湿啰音；④外周血白细胞计数（WBC）$>10 \times 10^9$/L 或 $<4 \times 10^9$/L，伴或不伴细胞核左移。

---

① 本书中指社区获得性肺炎（CAP）。

（3）胸部影像学检查显示新出现的斑片状浸润影、叶/段实变影、磨玻璃影或间质性改变，伴或不伴胸腔积液。

符合（1）（2）（3）中任何一项，并排除肺结核、肺部肿瘤、非感染性肺间质性疾病、肺水肿、肺不张、肺栓塞、肺嗜酸性粒细胞浸润症及肺血管炎等后，可建立临床诊断。

18 肺炎要治疗多久，一定要输液吗，需要住院吗？

根据感染病原体类型、症状的严重程度、患者年龄及伴有基础疾病的情况，是否有并发症等，肺炎的治疗方式及疗程也各不相同。部分轻症细菌性肺炎可通过门诊口服抗生素完成治疗，不需要静脉输液。

具备下列情形之一，尤其是两种情形并存时，建议住院治疗。

（1）年龄＞65岁。

（2）存在基础疾病或相关因素：①慢性阻塞性肺疾病；②糖尿病；③慢性心、肾功能不全；④吸入或易致吸入因素；⑤近1年内因CAP住院史；⑥精神状态改变；⑦脾切除术后状态；⑧慢性酗酒或营养不良。

（3）体征异常：①呼吸频率>30 次/min；②脉搏≥120 次/min；③血压<90/60 mmHg；④体温≥40℃或<35℃；⑤意识障碍；⑥存在肺外感染病灶，如败血症、脑膜炎。

（4）实验室和影像学异常：①白细胞计数（WBC）>$20×10^9$/L 或<$4×10^9$/L，或中性粒细胞计数<$1×10^9$/L；②呼吸空气时动脉血氧分压（PaO_2）<60 mmHg、动脉血氧分压/吸氧浓度（PaO_2/FiO_2）<300 mmHg 或动脉血二氧化碳分压（$PaCO_2$）>50 mmHg；③血肌酐（Scr）>106 μmol/L 或血尿素氮（BUN）>7.1 mmol/L；④血红蛋白（Hb）<90 g/L 或血细胞比容（HCT）<30%；⑤血浆白蛋白<2.5 g/L；⑥败血症或弥散性血管内凝血（DIC）的证据，如血培养阳性、代谢性酸中毒、凝血酶原时间（PT）和部分凝血活酶时间（PTT）延长、血小板减少；⑦X 线胸片病变累及一个肺叶以上，出现空洞，病灶迅速扩散或出现胸腔积液。

?●19 咽峡炎、水痘、麻疹，怎么得了这些病肺就不对了呢？

咽峡炎全称为疱疹性咽峡炎，是由肠道病毒引起的急性上呼吸道感染，具有很强的传染性，夏秋季为高发季节，主要侵犯 1～7 岁小儿。疱疹性咽峡炎患者及隐性感染者是本病的主要传染源。本病可直接经由肠道、呼吸道传播，也可间接经污染的手、食品、衣服、用具等传播。同一患儿重复多次发生本病，系不同型病毒引起。本病以急性发热和咽峡部疱疹溃疡为特征，临床以发热、咽痛、咽峡部黏膜小疱疹和浅表溃疡为主要表现。本病为自限性疾病，一般病程 4～6 日，重者可至 2 周。

麻疹，是由麻疹病毒引起的儿童最常见的急性呼吸道传染病之一，通过呼吸道分泌物飞沫传播，传染性很强，麻疹患者是唯一的传染源。本病临床上以发热、上呼吸道炎症、结膜炎及皮肤出现红色斑丘疹和颊黏膜上有麻疹黏膜斑，疹退后遗留色素沉着伴糠麸样脱屑为特征。接种麻疹疫苗可有效预防感染。

水痘，是由水痘—带状疱疹病毒初次感染引起的全人群均可发生的急性传染病，传染性强，冬春两季多发。水痘患者是唯一的传染源，接触或飞沫吸入均可传染水痘。本病临床上以发热及皮肤和黏膜成批出现周身性红色斑丘疹、疱疹、痂疹为特征。本病为自限性疾病，病后可获得终身免疫，一般不留瘢痕，如果合并细菌感染会留瘢痕。有时病毒以静止状态存留于神经节，多年后感染复发而出现带状疱疹。

以上三种疾病的共同点为都是由病毒感染导致的传染性疾病，部分患者干预过晚，处理措施不够有效，或免疫基础太差会出现病毒性肺炎，甚至并发呼吸衰竭，故需提高警惕，早期发现，早期就医，及时有效进行处理，避免出现肺部并发症。

❓ 20 支原体肺炎有哪些症状，会传染其他人吗？

支原体肺炎，即肺炎支原体肺炎，是由肺炎支原体引起的急性下呼吸道感染，以儿童及青年人患病居多，老年人发病率也有上升趋势。支原体肺炎的常见症状有亚急性起病的发热，无特征性热型，咳嗽较重，常有咽痛、头痛等症状。可出现多系统多器官的损害，皮肤黏膜表现为麻疹样或猩红热样皮疹；偶见非特异性肌痛和游走性关节痛；也有表现为心血管系统损害、神经系统损害、血尿及溶血性贫血等。全身症状比胸部体征明显。

支原体肺炎具有传染性，可通过飞沫及直接接触传播，具有地区流行的特点，可在封闭及人员密集的环境出现小范围暴发。

21 肺脓肿是怎么回事，治疗中要注意哪些问题？

肺脓肿，是由多种病因导致的肺组织化脓性病变。常见临床表现为高热、咳嗽、咳脓臭痰。早期为化脓性炎症，继而坏死形成脓肿。多发生于青壮年，男多于女。根据患病时间的长短、感染途径的不同、致病病原体的差别，可以进行不同的分类。根据患病时间的长短，以6周为界，可分为急性肺脓肿和慢性肺脓肿。根据感染途径的不同，可分为原发性肺脓肿（吸入性肺脓肿）、继发性肺脓肿及血源性肺脓肿。引起肺脓肿的病原体主要包括葡萄球菌、厌氧菌或曲霉菌。

随着人口老龄化的发展，全麻检查及手术的增加，肺脓肿的发生率又有增加的趋势。肺脓肿的治疗除及时服用有效的抗生素外，还需要充分的痰液引流，包括口服祛痰药、气道湿化、体位引流，必要时做支气管镜冲洗并吸引等。外科治疗的指征有：支气管阻塞疑为支气管癌者；慢性肺脓肿经内科治疗3个月，脓腔仍不缩小，感染不能控制者；并发支气管扩张、脓胸、支气管胸膜瘘者；大咯血危及生命者。同时，需重视原发病的治疗，如糖尿病，进行改善患者营养状态等对症支持治疗。

❓ ○ 22 胸部 CT 检查中发现"慢性炎症"，需要如何处理？

新冠病毒感染疫情流行时期，随着胸部 CT 筛查的增加，以及大众健康体检意识的提高，体检时胸部 CT 检查的概率升高，越来越多的人困惑于体检报告中提到的"条索样改变、陈旧性病灶、慢性炎症"等的表述。看到这样的描述，大众需要如何处理呢？首先，如果是第一次发现这些问题，请及时到正规医院的呼吸与危重症科（或呼吸内科）、胸外科、影像科门诊就诊。通过补充血常规、超敏 C-反应蛋白、血沉、降钙素原、肿瘤标志物、肺炎支原体抗体、纯蛋白衍化物（PPD）试验、结核感染 T 淋巴细胞检测等综合评估是否需要干预，以及需要做何种干预。如果多次检查报告均有同样的反馈，且无症状，可考虑定期随访。若有症状，建议及时就诊以获得及时有效的干预。

23 我们需要什么样的健康素养来远离肺部感染？

健康素养是指个人获取和理解基本健康信息与服务，并运用这些信息和服务做出正确决策，以维护和促进自身健康的能力。2015 年，国家卫生计生委（现国家卫生健康委员会）印发了《中国公民健康素养——基本知识与技能（2015 年版）》［简称《健康素养 66条》（2015 年版）］，界定了健康素养的主要内容。人们要掌握这些健康素养，远离肺部感染。

传染病预防有许多措施，其中接种疫苗是最为有效的。儿童出生后接种疫苗应遵循免疫程序。减轻病症防流感，需赶在流行前接种。接种疫苗后为何还是感染？一般是其他亚型在捣乱。

理解小贴士：在流感流行季节前接种流感疫苗可减少患流感的机会或减轻患流感后的症状。

飞沫传播肺结核，咳嗽、咳痰 2 周多，痰中还带血，应及时筛查肺结核。肺结核患者多可治愈，要坚持规范治疗，有效预防耐多药结核杆菌。

理解小贴士：肺结核主要通过患者咳嗽、打喷嚏、大声说话等产生的飞沫传播；出现咳嗽、咳痰 2 周以上，或痰中带血，应当及时检查是否得了肺结核。坚持规范治疗，大部分肺结核患者能够治愈，并能有效预防耐多药结核杆菌的产生。

应重视心理健康，遇到问题寻求帮助。收入下降、疾病威胁等因素导致人群出现抑郁或焦虑的情绪，要正确看待，合理疏导，不讳疾忌医。养成健康的生活方式。

理解小贴士：每个人都可能出现抑郁和焦虑情绪，应正确认识抑郁症和焦虑症。健康生活方式主要包括合理膳食、适量运动、戒烟限酒、心理平衡四个方面。

二手烟暴露与吸烟一样，可侵害呼吸、心血管系统，导致多种疾病和癌症。戒烟越早越好，医院有戒烟门诊。

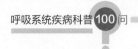
理解小贴士：如宁波大学附属第一医院戒烟门诊，可网上预约。

勤洗手，常洗澡，早晚刷牙，饭后漱口，不共用毛巾和洗漱用品。适时开窗通风。公共场所不吸烟、不吐痰，咳嗽及打喷嚏时遮口鼻。

024 什么是慢阻肺，它有哪些症状？

慢阻肺的全称是慢性阻塞性肺疾病，英文缩写是COPD。2022年，慢阻肺全球倡议（Global Initiative for Chronic Obstructive Lung Disease，GOLD）将慢阻肺定义为一种常见的可预防和可治疗的疾病，其特征在于持续的呼吸道症状和气流受限，这是由气道和（或）肺泡异常所致，通常是由于长期暴露于有害颗粒或气体。

慢阻肺主要有如下症状。

（1）慢性咳嗽。常晨间咳嗽明显，夜间有阵咳或排痰，随病程发展可长期不愈。

（2）咳痰。一般为白色黏液或浆液性泡沫性痰，偶可带血丝，清晨排痰较多。急性发作期痰量增多，可有脓性痰。

（3）气短或呼吸困难。早期在劳力时出现，后逐渐加重，以致在日常活动甚至休息时也感到气短。

（4）喘息和胸闷。部分患者特别是重度患者在急性加重时出现喘息。

25 慢阻肺有何危害？

慢阻肺这种疾病可以导致患者出现胸闷、呼吸困难等情况，随病情持续进展还可能导致慢性呼吸衰竭、慢性肺源性心脏病，在病情严重的情况下患者甚至因为呼吸困难而不能下床活动，这会影响患者的生活质量，甚至会影响患者的寿命。

另外，慢阻肺在急性加重时还会导致患者出现呼吸困难症状的加重，甚至有可能会导致严重的呼吸衰竭，使患者出现嗜睡、昏迷等肺性脑病的情况，这些严重的并发症有可能危及生命。

慢阻肺是一种慢性呼吸道疾病，还有可能导致患者出现心理上的障碍，如焦虑、抑郁等。世界卫生组织的统计数据显示，目前慢阻肺已成为居民第三位主要死因。

26 哪些人容易得慢阻肺？

最新流行病学调查数据显示，我国 40 岁以上人群慢阻肺患病率为 13.7%。

以下人群更容易得慢阻肺，建议大家提高对这种疾病的重视：① 吸烟人群或经常暴露在二手烟环境中的人群；② 在粉尘大的环境中工作的人群；
③ 经常在一些有异味的地方工作的人群，如化工厂
人员、养殖人员、装修人员等；④ 缺乏体育锻炼的
人群和经常胸式呼吸的人群，如久坐办公室的人员；
⑤ 肺功能比较差的人群；⑥ 农村常年使用柴禾等
生物燃料或煤炭做饭、取暖的人群；⑦ 经常感冒的
人群。

对于中国男性来说，95% 以上的慢阻肺是吸烟引
起的。但对于中国女性来说，大部分则是吸入燃烧柴
草等燃料所产生的烟雾和烹调产生的油烟导致的，当
然，她们往往也是二手烟的受害者。

其他少见的因素有遗传、先天发育异常、反复的
呼吸道感染等。

27 慢阻肺如何早发现、早诊断？

肺功能检查是诊断慢阻肺的必备条件，也是评估
病情轻重的客观指标。因为这个问题非常重要，所以
下面讲得相对详细些。

吸烟的人，40 岁以上人群，有慢阻肺家族史，反
复咳嗽、咳痰，或经常暴露于油烟，长期暴露在粉尘

环境中的人，需要定期做肺功能检测。如果在爬楼梯、做家务时比同龄人更容易出现呼吸困难、胸闷、活动能力下降的情况，要及时去医院进行肺功能检查。当然，有时要注意与心脏疾病、心功能不全等相鉴别。

目前，慢阻肺的诊断仍需依靠去医院进行肺功能检查，但肺功能检查存在许多不足。首先是人的肺功能代偿能力是很大的，只有肺组织损害达30%以上，才可能产生肺功能检查结果的异常。因而，单靠肺功能检查对早期、轻微的慢阻肺容易漏诊。大多数吸烟者在一定烟龄后会出现咳嗽、咳痰，尤其有晨起咳黏痰或泡沫痰、咽喉部不舒服等表现，有些患者偶尔会去医院就诊，当出现肺功能为正常范围的检查结果时，患者往往会认为自己没有问题，对咳嗽、咳痰忽视不见。随着时间的延长，患者会出现咳嗽、咳痰加重，并逐渐出现行走和上楼梯气喘，最终严重影响患者的工作和生活质量。

简单地说，无论有无咳嗽、咳痰及呼吸困难症状，高危人群均需定期检查肺功能。就算您还没有到40岁，如果是常年吸二手烟，或者冬季在空气质量不佳的时候出现慢性咳嗽、咳白痰、胸闷、气短的症状，也要有所警惕。慢阻肺早期症状"不典型"，咳、痰、喘症状易被患者忽视，80% 以上的慢阻肺患者到医院就诊时已经到了疾病的中晚期。因而常规的肺功能检查非常有必要。

28 如何预防慢阻肺？

慢阻肺与慢性支气管炎和肺气肿关系密切，因此预防慢阻肺需注意以下几点。

（1）戒烟。吸烟是导致慢阻肺的主要危险因素，戒烟能有效缓解慢阻肺患者肺功能下降，有助于改善病情，提高生活质量。

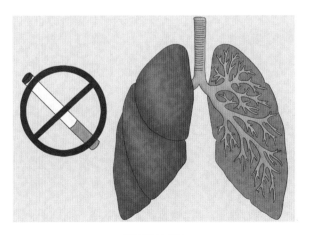

慢阻肺与戒烟

（2）避免接触有害气体或颗粒。减少粉尘和化学物质的吸入。职业性接触粉尘的人群，如煤矿、金属矿、棉纺织业、化工行业及某些机械加工等工作人员应做好劳动保护。

（3）减少室内空气污染。避免在通风不良的空间燃烧生物燃料，如烧柴做饭、在室内生炉火取暖等。调整家里的湿度，避免滋生霉菌，脱离和改善有毒有害环境。

（4）防治呼吸道感染。积极预防和治疗上呼吸道感染。远离患感冒和流感的人群，注意保暖，勤洗手，防止细菌滋生；秋冬季节接种流感疫苗；避免到人员密集的地方；保持居室空气新鲜；发生上呼吸道感染时应积极治疗。

（5）加强锻炼。根据自身情况选择适合自己的锻炼方式，如散步、慢跑、游泳、爬楼梯、爬山、打太极拳、跳舞等。适量的运动能够降低心肺压力，改善呼吸功能，也能减少日常活动出现的不适症状。

（6）呼吸功能锻炼。慢阻肺患者治疗中一个重要的目标是保持良好的肺功能，只有保持良好的肺功能才能使患者有较好的活动能力和良好的生活质量。

因此，呼吸功能锻炼非常重要。患者可通过做呼吸瑜伽、呼吸操、深慢腹式阻力呼吸功能锻炼，或者唱歌、吹口哨、吹笛子等进行肺功能锻炼。

（7）耐寒能力锻炼。根据个人情况，通过从夏天开始用冷水洗脸，每天坚持户外活动等方式锻炼耐寒能力。

（8）注意膳食营养合理。营养不良不仅损害肺功能，还会削弱机体免疫能力。平时应摄入足够的蛋白质，多吃蔬菜、水果和奶类食品，合理补充维生素、微量元素及钙。生、冷、辛辣、油腻食物要少吃。

（9）缓解压力。可以通过练习瑜伽、看书、聆听轻松音乐等方法来进行自我调节。做自己喜欢的事情，想象一些美好的事物，使身心处于自然平衡放松的状态中。

29 得了慢阻肺怎么办？

（1）知己知彼。应接受健康教育，掌握慢阻肺的基础知识，了解病变程度及相应的治疗原则，密切配合医生治疗。

（2）避免诱发因素。戒烟和避免环境污染，不但是预防慢阻肺发生的重要措施，也是减缓病情进展的重要手段。

（3）密切监测。应密切监测病情变化和治疗反应。临床症状中，咳、痰、喘对判断病情变化有重要参考价值。咳、痰、喘突然加重往往提示病情由稳定期突然转变为急性加重期，需要及时治疗。

（4）综合治疗。对稳定期和急性加重期的患者分别采取相应的综合治疗措施。稳定期的综合治疗主要为健康教育、提高免疫功能、改善症状和减少并发症。为改善症状，可应用支气管扩张剂（特别是抗胆碱能药物和 β 受体激动剂），规律吸入糖皮质激素治疗，应避免长期应用全身激素治疗。对低氧血症患者，也可考虑应用家庭氧疗。急性加重期慢阻肺患者的治疗主要为去除诱因、迅速纠正生理学异常，争取早日恢复到缓解期状态。慢阻肺患者急性加重的主要诱因是气管、支气管感染和空气污染。对痰量增多、脓痰，伴有发热者，应给予抗生素治疗。化痰药物、支气管扩张剂、茶碱、糖皮质激素（优先使用口服制剂，但应避免长期应用）和控制性氧疗都可有效改善慢阻肺症状，治疗慢阻肺的急性加重。伴呼吸衰竭者，可首选无创机械通气，无效时可考虑有创机械通气。

（5）肺康复。肺康复是慢阻肺患者的标准治疗内容之一，也是最具成本效益的治疗策略之一。鼓励慢阻肺患者尽量多活动。

30 什么是肺康复？

肺康复（PR）是一种基于对患者进行全面评估而量身定制的综合性干预措施，包括但不限于运动训练、教育及行为改变，目的是改善慢阻肺患者生理和心理状况，并促使患者长期坚持促进健康的活动。肺康复在慢阻肺患者的治疗中发挥着重要的作用，它能够提高稳定期慢阻肺患者的生活质量和运动能力，减少患者急性发病次数，并降低再次入院率。

肺康复主要是呼吸肌功能锻炼，包括缩唇呼吸、腹式呼吸和呼吸操等。肺康复的核心组成部分是运动训练，结合针对特定疾病的教育和自我管理干预可以让每一位慢阻肺患者受益。病情较重者可在床上活动四肢、翻身等，其他患者可采用散步、打太极拳和骑健身车等方式进行运动。运动的方式和项目可以经常变换。大多数研究结果都表明，积极的有氧运动训练可以改善气促、乏力等症状，增强活动能力，提高生活质量。慢阻肺常用吸入药物使用方法见表4-1。

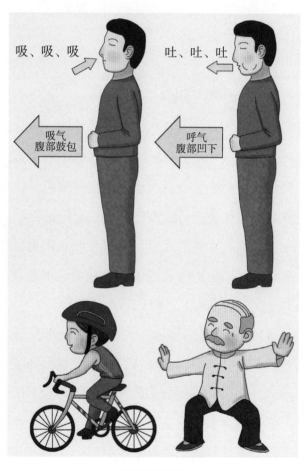

呼吸康复训练

表 4-1　慢阻肺常用吸入药物使用方法

布地奈德福莫特罗粉吸入剂 320				
旋松并将上盖拔出	检查内部药量是否充足，朝一个方向旋转底座到底	朝另一个方向旋转底座到底，听到"咔哒"声	先呼尽一口气，将吸嘴放入口中，双唇包住吸嘴，用力吸气，从口中拿出装置，屏气10秒，缓慢呼气	盖回上盖并旋紧，使用后仔细漱口

沙美特罗替卡松粉吸入剂 500			
在药量指示窗检查剩余药量，按住手柄向前滑动直至完全打开	将滑动杆向下滑动直到出现"咔哒"声，药量指示窗提示药量减1	先呼尽一口气，将吸嘴放入口中，双唇包住吸嘴，用力吸气，从口中拿出装置，屏气10秒，缓慢呼气	按住手柄，将手柄往回推，直至出现"咔哒"声，提示装置复位，使用后仔细漱口

37

续　表

噻托溴铵粉雾剂				
打开防尘帽	打开吸嘴	取出一粒含有药物的胶囊，放入内部凹槽	盖上吸嘴	按压侧面按钮，使针刺破胶囊
先呼尽一口气，将吸嘴放入口中，双唇包住吸嘴，用力吸气，从口中拿出装置，屏气10秒，缓慢呼气	打开吸嘴	取出使用后的胶囊	盖上吸嘴	盖上防尘帽
茚达特罗格隆溴铵吸入粉雾剂				
打开防尘盖	打开吸嘴	取出一粒含有药物的胶囊，放入内部凹槽	盖上吸嘴	用力按压两侧按钮后松开
先呼尽一口气，将吸嘴放入口中，双唇包住吸嘴，用力吸气，从口中拿出装置，屏气10秒，缓慢呼气	打开吸嘴	丢弃使用后的胶囊，盖上吸嘴	合上防尘盖	

续　表

乌美溴铵维兰特罗吸入粉雾剂		
检查剂量指示器，药品是否充足，将上盖侧滑到底，指示器计数减1	先呼尽一口气，将吸嘴放入口中，双唇包住吸嘴，用力吸气，从口中拿出装置，屏气10秒，缓慢呼气	将上盖推回原位
氟替美维吸入粉雾剂		
检查剂量指示器，药品是否充足，将上盖侧滑到底，指示器计数减1	先呼尽一口气，将吸嘴放入口中，双唇包住吸嘴，用力吸气，从口中拿出装置，屏气10秒，缓慢呼气	将上盖推回原位，使用后仔细漱口

布地格福			
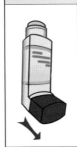	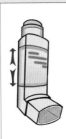	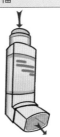	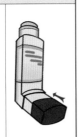
打开底部防尘帽	用力摇匀	先呼尽一口气，将吸嘴放入口中，双唇包住吸嘴，用力吸气，同时按压药罐底部，从口中拿出装置，屏气10秒，缓慢呼气	盖上防尘帽，使用后仔细漱口

31 什么情况下判断我们可能过敏了，应该怎么处理？

食用、接触、吸入或者注入可疑过敏物质后出现以下情况可判断我们可能过敏了：最常见的就是皮肤出现红疹、风团、发痒；其次是呼吸系统出现鼻咽发痒、流鼻涕、打喷嚏、咳嗽、气喘，伴眼耳发痒、流眼泪等；心血管系统出现心慌、出汗、血压下降、黑蒙、晕厥、昏迷甚至心搏骤停；消化系统可能出现恶心、呕吐、腹痛、腹胀、腹泻等；有时可能几个系统的表现同时出现。

如果出现可疑过敏的情况，首先，马上脱离与可疑过敏原的接触；其次，判断过敏的严重程度，如果仅仅为皮肤或者消化系统症状，我们可以根据以往的经验先吃点家里常备的抗过敏药，如氯雷他定片（开瑞坦）等，然后去医院门诊就诊；再次，如果出现呼吸系统、心血管系统症状，如气喘、心慌等，家里若备有布地奈德福莫特罗粉吸入剂（信必可）、硫酸沙丁胺醇吸入气雾剂（万托林）等药物，可先用于缓解症状，如果未能缓解，建议在家人陪同下或打 120 急救电话去医院急诊室就诊；如果出现严重气喘，甚至黑蒙晕厥，若备有肾上腺素笔，马上自行在大腿中外侧 1/3 处肌内注射或旁人帮忙注射后速送医院急诊就诊。

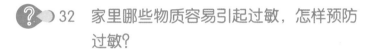

32 家里哪些物质容易引起过敏，怎样预防过敏？

首先是尘螨，其常常藏在我们的被子、枕头、地毯、书本、毛绒娃娃等里面，是最常见的过敏原；其次是宠物的毛及皮屑，最常见的是猫和狗；再次是蟑螂、霉菌、花粉，以及我们吃的虾、蟹、鱼、牛奶、鸡蛋等。

如果我们属于过敏体质，首先，就医详尽查明引起过敏的物质；其次，尽量避免接触或应用可能引起过敏的物质；再次，家里常备一些抗过敏的药物，如氯雷他定片（开瑞坦）、布地奈德福莫特罗粉吸入剂（信必可）、硫酸沙丁胺醇吸入气雾剂（万托林），甚至肾上腺素笔等。

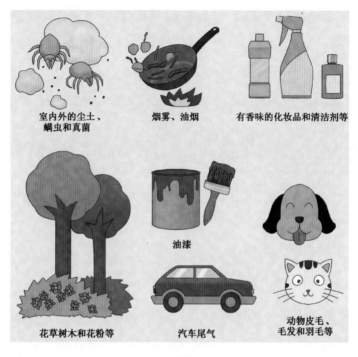

室内外的尘土、
螨虫和真菌

烟雾、油烟

有香味的化妆品和清洁剂等

油漆

花草树木和花粉等

汽车尾气

动物皮毛、
毛发和羽毛等

常见过敏原

？？ 33 什么情况下我们可能得了哮喘，怎么诊断？

如果我们反反复复出现一感冒就气喘，稍稍运动就气喘，一闻到什么特殊气味或者吃到某种特定食物等就气喘，有时候再加上流清鼻涕、打喷嚏等过敏性鼻炎的表现等，结合有些亲属也有类似表现的话，可推断可能得了哮喘。

如果我们有以上所说的一些哮喘的临床表现，可去医院就诊，通过验血，做胸部 CT、肺功能激发试验、肺功能舒张试验等检查来判断我们是否得了哮喘。

34 哮喘怎么治疗，急性发作怎么办？

哮喘是一种慢性病，平时需要注意避免接触可疑的过敏原，增强抵抗力，防止受凉感冒等可能的诱发因素。大部分哮喘需要长期治疗，患者要根据医生的要求定期去门诊就诊，记哮喘日记，每日监测峰流速，根据医嘱吸入或服用药物进行治疗。

家里必须常备一些哮喘缓解药物，如布地奈德福莫特罗粉吸入剂（信必可）、硫酸沙丁胺醇吸入气雾剂（万托林）、异丙托溴铵气雾剂（爱全乐）等。如果是一般性的发作，可以使用硫酸沙丁胺醇吸入气雾剂（万托林）或布地奈德福莫特罗粉吸入剂（信必可）试试。如果不能缓解，及时去医院急诊室就诊。

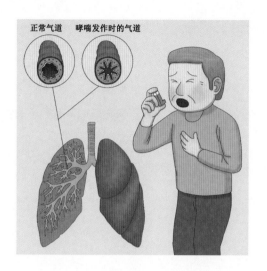

正常气道与哮喘发作时的气道的比较

哮喘常用吸入药物使用方法见表5-1。

表5-1　哮喘常用吸入药物使用方法

硫酸沙丁胺醇吸入气雾剂			
打开底部防尘帽	用力摇匀	先呼尽一口气，将吸嘴放入口中，双唇包住吸嘴，用力吸气，同时按压药罐底部，从口中拿出装置，屏气10秒，缓慢呼气	盖上防尘帽

续 表

布地奈德福莫特罗粉吸入剂 160				
旋松并将上盖拔出	检查内部药量是否充足，朝一个方向旋转底座到底	朝另一个方向旋转底座到底，听到"咔哒"声	先呼尽一口气，将吸嘴放入口中，双唇包住吸嘴，用力吸气，从口中拿出装置，屏气10秒，缓慢呼气	盖回上盖并旋紧，使用后仔细漱口
沙美特罗替卡松粉吸入剂 250				
在药量指示窗检查剩余药量，按住手柄向前滑动直至完全打开	将滑动杆向下滑动直到出现"咔哒"声，药量指示窗提示药量减1	先呼尽一口气，将吸嘴放入口中，双唇包住吸嘴，用力吸气，从口中拿出装置，屏气10秒，缓慢呼气	按住手柄，将手柄往回推，直至出现"咔哒"声，提示装置复位，使用后仔细漱口	

六 关于支气管扩张

 35 为什么我会得支气管扩张，会遗传给小孩吗？

患上支气管扩张的原因主要有以下几方面：①感染。支气管炎、肺炎反复发生会导致支气管管壁损坏、变形，从而出现支气管扩张。②既往病史。既往得过肺结核、肺脓肿、胸膜纤维化等会导致肺纤维收缩和胸膜粘连，使已受病变侵袭受损的支气管管壁被牵拉而发生扩张。③异物吸入。如果不小心将异物吸入气道，并且没有积极地进行处理，异物长时间在气道里面就会诱发慢性阻塞和炎症，久而久之就会引起支气管扩张性疾病。④气道清理异物的功能障碍。如先天性支气管发育不全、原发性纤毛不动症、囊性纤维化，这类患者幼年起就容易得感冒，易咳嗽、发热，逐渐形成支气管扩张，常与鼻窦炎、右位心同时存在。

支气管扩张并不会遗传，但是一些遗传性的疾病会诱发支气管扩张性疾病，如囊性纤维化。另外，马方综合征也是一种会诱发支气管扩张的遗传病，如果患者患有这种疾病，并且身体的结缔组织发育比较薄弱的话，就会引起支气管扩张。

36 支气管扩张会自愈吗，需要怎么治疗？

支气管扩张是一种结构破坏性疾病，是不可逆的改变，只能控制病情，只有局限性的支气管扩张可以通过手术切除来进行根治。一般来说，支气管扩张的治疗首先要控制感染，很多患者都是因为感染才出现急性咳嗽、咳痰的症状的，同时需要促进痰液引流，并使用支气管舒张剂。另外，要治疗原发病，查出造成支气管扩张的原因是什么，对症治疗。极其严重的支气管扩张需要做手术治疗并且切除肺叶。

37 为什么支气管扩张会大量咳痰，怎样帮助痰液排出？

支气管扩张的典型症状之一就是长期咳大量脓痰。肺及支气管需要分泌黏液来湿润呼吸道，支气管扩张导致表皮的"搬运工"纤毛组织不能正常工作且局部免疫力低下，使黏液排出能力减弱，从而淤积在支气管中。细菌在大量黏液环境中容易定植，并吸收黏液中丰富的蛋白质而生长，从而造成感染，同时进一步破坏支气管，使得免疫细胞纷纷赶来与细菌战斗，最终与黏液、细菌尸体一起形成痰液。支气管扩张患者的痰一般来说分为白色、黄色、绿色。白色黏性痰液说明支气管扩张患者炎症较轻，气道分泌物较少，痰液较稀薄。出现黄色脓性痰液是由于支气管壁遭到破坏，黏液排出功能下降，细菌在黏液中大量生长繁殖，导致支气管分泌物增多，咳出大量黄痰。支气管扩张患者在感染了绿脓杆菌后痰液可呈绿色。

出现咳痰后，首先是体位引流，您可以像青蛙一样趴在床上，头低屁股高，家人帮忙叩背，将痰液缓慢咳出，每天 15 分钟可以保持支气管扩张病情稳定。同时，可以经常进行呼吸康复训练，并使用增加黏液流动性的湿化、祛痰药。另外，要注意减少接触刺激性物质，如烟酒、辛辣食物等。

38 为什么支气管扩张会出现咯血，出现咯血怎么办？

咯血是支气管扩张的主要症状之一，部分支气管扩张患者以咯血为唯一表现，平时无咳嗽及咳脓痰等表现，临床上称为"干性支气管扩张症"。支气管扩张咯血主要是因为支气管扩张以后，局部反复发生感染，对肺部血管造成侵犯，伴随相应支气管的血管结构也发生了扩张。在剧烈咳嗽的情况下，很容易引起血管破裂，导致患者出现咯血。随着病变的发展，支气管动脉和肺动脉的终末支也会扩张与吻合，形成血管瘤，导致出现反复大量咯血。

咯血可以是痰中带血，也可以是整口鲜血甚至几十毫升或几百毫升。针对不同的咯血状况，治疗方案也不同。当支气管扩张患者出现咯血时，请务必来医院请医生对病情进行评估，以制订诊疗计划。

①对于少许咯血或以咳痰血为主的患者，可口服止血药物，如卡巴克洛（安络血）、云南白药等，保持镇静，尽量卧床休息，减少活动。②对于中等量或大量咯血的患者，建议入院治疗，在医护人员的密切观察下给予相应的止血药，如垂体后叶激素等。③如果患者出现持续咯血，每日咯血在 100～300 ml 或＞300 ml 时，需警惕大咯血导致窒息危险，注意患侧卧位。内科治疗效果不佳的大咯血可以考虑行支气管动脉栓塞术。如果患者的病变局限于支气管一

侧，长期咯血影响其生活和工作质量，可以进行手术治疗；若两肺都患有支气管扩张，建议先采用药物治疗。

39 支气管扩张患者平时在家要如何进行调理?

（1）适度锻炼，提高免疫力。每天早上做一些深呼吸、慢跑之类的运动，增强肺功能，提高个人抵抗力。日常生活积极预防感冒，这可以有效降低支气管扩张的反复发作频率，对于疾病的防治来说有着不可忽视的作用。

（2）注意口腔卫生。支气管扩张患者在每天晨起、睡前及饭后都要及时清除口腔内部的一些食物残渣，避免细菌滋生繁殖，导致支气管受到更多病菌的侵害，影响疾病的治疗。

（3）科学饮食。支气管扩张患者一定要保证日常饮食的营养丰富，多食用一些高热量、高蛋白及高维生素且清淡易消化的食物，远离各种辛辣、刺激、生冷类的食物，以免因为食物刺激而出现咳嗽症状，导致呼吸系统受到更多的损害。

（4）保持心情舒畅。心理护理对于支气管扩张的防治来说也非常重要。患者在日常生活中一定要避免情绪波动过大的情况发生，以比较积极乐观的态度来面对疾病，才能获得良好的治疗效果。

七 **关于肺血管疾病**

40　肺动脉高压就是通常所说的高血压吗?

　　肺动脉高压和我们常说的高血压是两种截然不同的疾病,但两者有一定的联系。我们知道,循环系统分为体循环和肺循环。平时所说的高血压是指体循环中的动脉压力增高,临床上经常通过血压计于上肢肱动脉处测量得出,比较容易诊断。肺动脉高压是指肺循环中的肺动脉压力增高,目前临床上主要通过心脏超声心动图(无创,筛查用)或右心漂浮导管(有创,确诊用)等手段诊断。体循环和肺循环均属于人体整体的循环系统,在肺动脉高压的后期,由于肺循环流入心脏的血液减少,体循环的血压也会降低,变成低血压。

41　为什么会患肺动脉高压?

　　肺动脉高压的发生是一个复杂的过程,诱发肺动脉高压的机制还不十分清楚。通常认为,肺动脉的内层发生异常改变是引起肺动脉高压的病理生理基础,它既可以是肺循环本身血管的病变（遗传性、特发性及特殊药物、毒物等），也可以在其他疾病进展中发生（心、肺、肝、肾疾病，结缔组织病，艾滋病以及血液系统疾病等）。内皮的异常改变引起血管不能自如地收缩和舒张，这个过程叫作"血管重构"，此时如同流水的水管一样，喷嘴缩小导致水管壁变得僵硬而且压力增高（即肺动脉高压）。

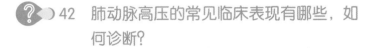 42　肺动脉高压的常见临床表现有哪些，如何诊断？

肺动脉高压的临床表现并不具有特异性，因此难以早期诊断，这是临床上很容易误诊的原因。一般常见的早期症状是劳力性呼吸困难和乏力，随着疾病的进展出现重度肺动脉高压伴明显的右心衰竭的表现（如劳力性胸闷、胸痛、心慌、晕厥、咯血、腹胀、食欲缺乏及水肿等）。

当医生通过上述临床表现，考虑可能是肺动脉高压所致时，除了做三大常规、超声、CT、肺功能等检查，尽可能寻求病因，还有一些检查是肺动脉高压诊断所必须要做的，如通过无创的方法粗略估测肺动脉高压值的心脏超声心动图（简称"心超"）和确诊用的右心漂浮导管。其中，右心漂浮导管检查可以准确了解肺动脉高压的病因和病情严重程度，在评估肺动脉高压时起到核心作用。它是一项微创性操作，将一根头端带有微型充气球囊的细软导管通过患者皮肤上的外周静脉血管，逐步到达体内较大的血管后，球囊随着流动的血液漂流到肺动脉位置测压，在这个过程中，有条件的话，最好在 X 线透视下准确判定导管漂浮的实时位置，如果没有条件，也可仅通过显示屏上的压力曲线来粗略地判断导管所处的位置。检查顺利的话时间很短暂，检查过程中患者可能有少许的牵拉和压迫的感觉，但并不痛苦。随着技术的发展及经验的积累，目前右心漂浮导管已经成为一项较为成熟和安全的检查项目。

43　肺动脉高压怎么治疗？

就像上面我们所了解到的，肺动脉高压的原因众多。因此，不同病因引起的肺动脉高压治疗方法也是不同的，概括起来，肺动脉高压的治疗方法包括基础治疗、药物治疗、介入微创治疗和手术治疗。

　　基础治疗是所有肺动脉高压的相似处理，如注意休息、吸氧、预防感染、康复运动训练及心理支持治疗。药物治疗包括对症处理药物（如利尿剂、强心剂、抗凝剂等）和目前比较流行的靶向药物（如西地那非、波生坦、利奥西呱、司来帕格等），但药物并不能治愈肺动脉高压，主要用于稳定病情，提高患者的生活质量。介入微创治疗包括经皮肺动脉球囊扩张或支架植入术（用于慢性肺栓塞引起的肺动脉高压）和封堵术（用于先天性心脏病引起的肺动脉高压）等。手术治疗包括肺动脉血管内皮剥脱术和心肺联合移植术等方法。

44　肺栓塞是怎么一回事？

　　肺栓塞是由于栓子堵住了肺动脉，使全部或部分血流中断的一种综合征，可伴有肺动脉压力的增高和右侧心脏功能的改变。这些栓子包括血栓、空气、羊水、脂肪、肿瘤性栓子和感染性栓子等，其中血栓占99%，所以常称为肺血栓栓塞症。另外，栓子可以在肺动脉局部形成（原位血栓），也可以来自身体的其他部位（移位血栓，以下肢深静脉血栓最为常见）。

根据起病的缓急，可分为慢性和急性肺栓塞。该病常见的临床表现是呼吸困难、咯血和胸痛（又叫肺栓塞"典型三联征"），有时也会有突发晕厥、咳嗽等少见的症状。

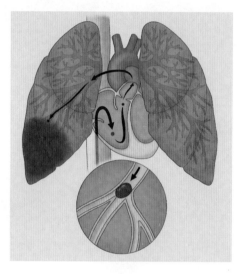

肺栓塞

45 肺栓塞的发病机制如何，哪些人容易得？

人体血液能正常地流动循环，需要血管、血液、血流三者的共同参与。因此，我们很容易理解血栓形成的三大机制（即血管因素、血液因素和血流因素），其中任何一种因素出现问题都可能影响正常的血液循环，导致血栓甚至肺血栓的发生。有家族遗传病史、高龄、有外伤和手术史、患静脉曲张、患恶性肿瘤、处于产褥期、口服避孕药及激素、长期卧床或久坐不动等人群，如果分别满足上述机制中的某一种或多种，则是肺栓塞的易患人群。当这些人群出现肺栓塞的可疑临床症状时，需要检查是否患有该疾病。

❓ 46　诊治肺栓塞需要哪些重要措施？

当怀疑得肺栓塞时，除了常规的检查评估病情和寻找病因，血 D-二聚体（阴性可以排除肺栓塞）、肺动脉 CT 成像（简称"CTPA"）是大多数医院诊断肺栓塞最为重要的两项检查。另外，动脉血气分析、下肢血管超声检查是评估病情和寻找病因的重要辅助检查。目前，治疗肺栓塞的方法包括基础治疗（吸氧、监护、镇痛、抗休克等）、药物治疗（抗凝、溶栓）和手术治疗（肺栓子切除术、腔静脉阻断术等）。

47 做气管镜检查比做胃镜检查更难受吗?

气管镜是目前呼吸科常见的检查,常用于了解患者气道腔内的情况。一般地,相对于做胃镜检查,做气管镜检查对人的影响小一点。

首先,相对于做胃镜检查,气管镜的管径相对细一点,如果说气管镜是一根筷子,那么胃镜就相当于拇指粗的钢筋,它们都插入人体的腔道,谁影响大,结果显而易见。

当然了,气管镜、胃镜检查中的反应又不尽相同,胃镜检查中患者会有恶心、腹胀等不适,这是因为往胃内打气的缘故,气管镜检查中受气道黏膜的刺激,患者会有咳嗽、胸闷等不适。总的来说,气道黏膜的敏感性要比胃黏膜高一些,稍微一点刺激,都会使患者出现呛咳反应,更何况是一根与筷子相当的"管子"。

48 做气管镜检查时如何实施麻醉?

为了减轻患者在检查中的反应,做气管镜检查前需要为患者实施麻醉，目的是降低气道黏膜的敏感性。目前常用的麻醉方法有两种，即局部麻醉和保留自主呼吸的静脉麻醉。

（1）局部麻醉。主要使用利多卡因喷雾剂麻醉患者的咽喉部，然后气管镜进入气道后，在气道内再次喷洒利多卡因，这样就可以降低患者的呛咳反应，减轻对医生检查的干扰。

（2）保留自主呼吸的静脉麻醉。主要使用一些让患者意识丧失的药物，但不干扰患者的自主呼吸，这种方式属于较浅的麻醉，好处是既保证了气管镜的介入检查，同时又降低了麻醉中的风险。

气管镜检查是一种非常成熟的技术，一般常规的检查几乎没有危险，但如果需要镜下介入治疗，那么风险就相对增高，毕竟有创操作谁也不能保证百分之百的成功率。

49　做气管镜检查后反复咳嗽，怎么办？

做气管镜检查后需要继续禁食水几小时，目的是防止反流误吸，毕竟麻醉后的咽喉部需要时间来恢复。至于做气管镜检查后的副作用，一般很少见，但仍有一部分人出现咳嗽、痰中带血等不适，其中的原因有很多，主要在于以下三个方面。

一是与患者的基础疾病有关。很多做气管镜检查的患者往往术前就有咳嗽，如慢性咽炎、胃食管反流患者，再加上气管镜在气道内的刺激，所以术后咳嗽加重，甚至出现痰中带血，这种情况很常见，一般进行对症止咳处理，咳嗽就会恢复到以前水平。

二是气管镜对气道黏膜及声门的刺激会诱发术后咳嗽、痰中带血。现在的电子气管镜虽然是软式可弯曲的"管子"，但本质上对人体来说是一个异物，当它通过声门进入气道后难免会对气道黏膜造成误伤。因为人体呼吸道的高敏感性，所以患者术后会出现咳嗽、痰中带血。当然了，这种反应随着受损黏膜的修复会逐渐消失。

三是做气管镜检查时肺内残留的灌洗液也会导致患者反复咳嗽，所以医生做肺部灌洗时最好将灌洗液吸引干净。

至于做气管镜检查后出现咳嗽、痰中带血怎么处理，最好的方式还是先观察。如果患者术后咳嗽、痰中带血程度一般，可能是气管镜刺激所致，一般休息几小时后就会减轻。当然，如果患者持续性咳嗽、痰中带血，并且逐步加重，则很可能是气道内存在活动性出血，这时最好再做一次气管镜检查以明确原因。

50 怎么判断支气管镜下活检会不会大出血？

活检是一门很深的学问，活检钳用得好坏及活检指征的掌握可以作为衡量支气管镜医生临床水平的标准。

需要谨记以下几点：①术前查血常规、凝血功能，关注血小板、凝血机制，询问患者近期有没有用过抗凝药物，询问有无高血压。②最好完善胸部强化 CT，观察活检部位附近有无大血管。通过肺动脉直径判断有没有肺动脉高压。③需要警惕肺部空洞病变。④两肺上叶、中叶局部病灶活检要慎重，迪氏病（Dieulafoy disease）要牢记，拿不准的时候可结合肺部增强 CT，必要时用经支气管镜针吸活检术（TBNA）先穿刺一下试试。活检后如果出现大出血，患侧卧位很重要。可以用支气管镜尽量吸尽气管及健侧支气管的血液，出血灶局部注入凝血酶等止血药，建立静脉通道，并应用垂体后叶激素，若仍出血不止，需在气管健侧肺插管。⑤若出现高风险出血病变，建议术前购买保险。

 51 经皮穿刺肺活检的并发症有哪些，会导致肿瘤针道种植吗？

（1）气胸。气胸是最常见的并发症，发生率8%～61%，多数穿刺后立即发生，部分患者术后24小时发生，为迟发性气胸；只有不到10%的气胸需要处理。

（2）出血。出血为第二常见的并发症，包括咯血、肺内出血及胸腔出血，常见症状为咯血和胸痛。

（3）空气栓塞。空气栓塞比较罕见，但致死率高，一旦出现，尽量保持患者体位不动，千万不能坐起来，可能的话转为头低脚高位，右侧卧位，气体位于左侧心尖部，可进行高压氧治疗，并进行抗凝处理。

（4）肿瘤针道种植。肿瘤针道种植是一直有争论和令人担忧的问题。有研究显示，肿瘤针道转移发生率为0.5/10000～1/10000，拔针时针芯应插到套管内作为保护，以免活检获取物沿针道脱落。

（5）高风险部位活检。这种情况建议术前购买保险。

❓ 52 放射性粒子对人体伤害大吗?

（1）医生所受辐射。医生每次操作时可能受到的最大辐射总剂量约为 29 μSv，以年操作 100 次计，年累积剂量约为 2.9 mSv，小于放射性工作人员年剂量限值 20 mSv，故属安全操作。手部年剂量为 30 mSv，小于公众手部年剂量限值 50 mSv，故亦属安全。

（2）家属所受辐射。假设：①活度为 20 mCi 籽源植入体内等效为单籽源，植入深度为 L（cm），家属看护患者距离为 S（cm）；②每天看护时间为 4 小时。居民每年剂量限值为 1 mSv，作为患者的主要看护人，可允许增加限值至 5 mSv，故由表 8-1 可以看出，在任何情况下家属均是安全的，不必采取任何防护措施。[参考《电离辐射防护与辐射源安全基本标准》（GB 18871—2002）]

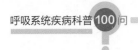

表 8-1　　不同距离、植入深度情况下家属两年内辐射总剂量

（每天看护时间为 4 小时）

S / cm	剂量 /mSv			
	L=5 cm	L=10 cm	L=15 cm	L=20 cm
5	2	0.6	0.1	0.04
100	0.5	0.2	0.03	0.01
200	0.1	0.05	0.008	0.003

 53　哪些人更应警惕肺结核？

近年来，全球肺结核发病率迅猛回升，已引起世界各界的关注。据报道，我国受结核杆菌感染的人数已超过 3.3 亿人，现症患者约 600 万人，占全世界结核病患者人数的 1/4。积极防治结核病已成为全社会不容忽视的问题。下面指出的一些人群尤应引起注意。

（1）肺结核密切接触者。家庭成员中如果有结核病患者，同起居，共饮食，既不隔离，又未采取任何预防措施，长期接触，极易传染。

（2）青少年。青春期是肺结核高发时期，尽管绝大多数青少年幼时接受过卡介苗预防接种，但这并不意味着人体能永久地对抗结核杆菌的侵袭。青少年在发育阶段，由于各器官系统发育不平衡，机体各种功能难以很好地协调工作，在此期间如果营养欠佳，不注意个人卫生，当卡介苗产生的免疫力及身体抵抗力降低时，就很容易患肺结核。有人统计，青春期肺结核的发病率比中老年的发病率要高。

（3）老年人。随着年龄的增高，免疫功能减退，抵抗力差，容易感染肺结核。

（4）未接种卡介苗者。接种卡介苗是预防结核病的有效措施，不接种卡介苗，体内缺乏抵御结核杆菌的抗体，易得肺结核。

（5）糖尿病患者。据资料统计，糖尿病患者的肺结核发病率比未患糖尿病的人高 2～4 倍。糖尿病患者之所以容易并发肺结核，是因为高血糖状态使血浆渗透压升高，白细胞的吞噬能力受到抑制，抗体生成能力下降，加上高血糖、高血脂代谢产物均有利于细菌的生长繁殖，从而使肺结核的发生率明显增高。

（6）患有慢性呼吸道疾病的人。慢性支气管炎、肺气肿患者，由于肺的弹性差，支气管黏膜纤毛数量减少，肺的净化功能减退，结核杆菌侵入后不易排出，易在肺泡中生长繁殖而发病。

（7）胃切除的人。统计资料表明，行胃切除术后患者肺结核的发病率为一般人群的 10 倍，而死亡率为一般肺结核患者的 3 倍。这是因为胃切除术后胃容积减少，胃酸分泌不足，胃排空时间较快，导致摄入食物热量不足，消化吸收功能障碍，从而引起营养不良，抵抗力下降，使结核杆菌趁虚而入以致发病。

（8）从事粉尘作业者。煤矿工人、草席厂工人、采石厂工人、水泥厂工人、木工、垃圾清理工人等的作业环境空气中含有大量有机粉尘、无机粉尘，其中还含有细菌、真菌、结核杆菌等致病菌，还有许多有毒成分，如铬、锰、镉、铅、汞、砷等。当人体吸入粉尘后，小于 5 μm 的微粒极易深入肺部，引起结核、中毒性肺炎或矽肺，有时还会引起肺癌。

54 什么是支气管内膜结核？

支气管内膜结核（EBTB）是肺结核的一种特殊类型，堪称"隐形王牌杀手"，是指发生在气管、支气管黏膜下层的结核病变。由于大多数 EBTB 的病变局限于气管、支气管内膜，结核的症状、体征及胸部 X 线表现不典型，早期诊断较困难，漏诊率很高，病情往往迁延发展，导致支气管狭窄而出现肺不张，治疗较棘手。因此，早期诊断是防止气道严重瘢痕狭窄形成的关键，临床上应高度警惕 EBTB。

　　早期活动性 EBTB 与肺结核的治疗相同，需要进行早期、规律、全程、联合的全身化疗，还应配合抗结核药物的气道内局部治疗，以达到快速杀灭结核杆菌，阻止病变进展至瘢痕狭窄。EBTB 早期诊断十分困难，如果不幸到后期气管、支气管狭窄才被发现，多数患者会进展到支气管瘢痕狭窄。目前临床上有数种治疗支气管狭窄的方法，但远期效果都不甚满意。

　　因此，EBTB 早期诊断虽然困难，但是非常重要。对于顽固性咳嗽和固定性喘鸣患者，应常规进行纤维支气管镜检查，以防漏诊、误诊而失去治疗时机，遗留气道狭窄。

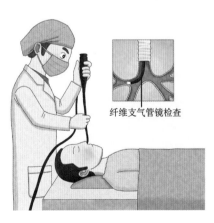

纤维支气管镜检查

纤维支气管镜检查

55　什么是肺结节，它是怎么产生的？

肺结节是指影像学上表现为直径≤3 cm 的局灶性、类圆形、密度增高的实性或亚实性肺部阴影。通俗地说，就是肺部出现了原本不应该有的东西，或者说是长了小疙瘩，它并不是一种疾病，而是对这个小疙瘩的医学描述用语。

导致肺结节的原因有很多，常见的有以下几种：①肺部长期受吸烟、空气污染等影响所致的炭末沉着（有时是肿大的淋巴结）；②肺结核或炎症；③肺部良性肿瘤，如错构瘤、硬化性血管瘤、不典型腺瘤样增生（可发展为肺癌）等；④早期肺癌，多为腺癌，尤其是以原位腺癌为多；⑤肺部转移瘤；⑥其他，如痰栓、畸形、肺动静脉瘘等。

56　肺结节一般会有什么症状？

若肺部小结节的直径<2 cm，一般不会出现症状，有些患者发现肺部小结节后出现咳嗽、咳痰，甚至胸

闷、气短等症状，认为是肺部小结节引起的，其实这是一个误区，因为只有支气管受到影响才会引起咳嗽、咳痰等症状，而肺部小结节的体积小，一般不会影响到支气管，因此，出现咳嗽、咳痰等症状一般与肺部小结节无关。肺结节较大者会由于原因不同而出现不同的局部症状，如咳嗽、咳痰、痰中带血、胸痛、咯血和全身症状，如乏力、发热、盗汗、食欲缺乏、体重减轻等。

❓ 57 肺结节就是早期肺癌吗，在临床上有哪些分类？

肺结节不完全是早期肺癌，两者不能画上等号。肺结节分为很多种类型，总体而言，80%以上的肺结节是良性结节，只有不到 20% 是真正的恶性结节，也就是我们所说的早期肺癌。

根据肺结节的大小、密度、形态等可有很多分类，这些与区分结节的良恶性具有一定程度相关性。

（1）按病灶大小分类：①肺内生长类圆形、边界清楚、直径＞30 mm 的病灶称为肺部肿块；②肺内生长类圆形、边界清楚、直径≤30 mm 的病灶称为肺部结节；③肺内生长类圆形、边界清楚、直径 <10 mm 的病灶称为肺部小结节；④直径<5 mm 的结节称为肺部微小结节。

（2）按密度分类，分为实性结节和亚实性结节，其中亚实性结节包含纯磨玻璃结节和混合磨玻璃结节。

（3）按数量分类，分为孤立性（单个）结节和多发性（2个以上）结节。

58 哪些肺部结节恶性可能性大？

医生一般会根据结节的大小、形态，并结合患者的年龄与吸烟状况等来区分结节的良恶性，通常有以下情况的肺癌可能性大：①年龄在 55 岁以上；②有慢性肺部疾病和肿瘤家族史的患者；③有职业暴露史（石棉、铍、铀、氡等接触者）；④伴随有胸痛、咳嗽、不明原因的痰中带血丝、消瘦、体重下降等症状；⑤肺部小结节直径>1 cm；⑥肺结节边缘有毛刺和分叶；⑦内部密度不均匀，表现为实性结节或者混杂性结节。

59 发现肺结节后怎么治疗？

对于孤立性肺结节，主要根据其良恶性及病因决定治疗方案。总的来说，对于恶性肺结节应积极手术干预，对明确病因的良性肺结节则需给予针对性治疗，如肺结核时给予抗结核治疗，真菌感染时给予抗真菌治疗，对于无法定性的肺结节且医生判断可以观察者，医生将会视其恶性概率，给患者制订安全时间窗的随访计划，也就是定期复查胸部 CT。

 60 因为肺结节反复行胸部低剂量 CT 检查是不是辐射很严重，可不可以用 X 线胸片代替？

胸部低剂量 CT 检查是目前高危人群筛查的首选方法，过去的健康体检基本为 X 线胸片，直径≥1 cm 的结节病灶容易被发现，而直径<1 cm 的病灶因影响因素较多，极易漏诊，即使胸片发现肺内有病灶，相当一部分病变的性质也难以确定，需进一步做 CT 检查。CT 在肺内病变中的诊断优势非常明显，通过显示组织横断面和三维结构图像进行检查，有效避免了

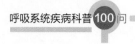

肺与心脏、纵隔、横膈等组织的重叠，能发现肺尖、脊柱旁、靠近胸膜、心脏后方等部位的胸片难以发现的病灶。另外，低剂量CT筛查所产生的射线剂量很低，对人体的影响极小，是定期随访的首选方法。

？ 61　我国肺癌发病率、死亡率和生存率如何？

我国是肺癌发病率较高的国家。中国肿瘤登记中心数据显示，2015 年我国新发肺癌病例为 78.7 万例，其中男性为 52.0 万例，女性为 26.7 万例，占全部恶性肿瘤发病病例的 20.0%。全国肺癌发病率约为 57.3/10 万，其中男性和女性分别为 73.9/10 万和 39.8/10 万。城市的肺癌发病率为 59.7/10 万，农村为 54.2/10 万；城市和农村的肺癌发病率均位列恶性肿瘤的第一位。2015 年，我国肺癌死亡病例为 63.0 万例，其中男性为 43.3 万例，女性为 19.7 万例，占全部恶性肿瘤死亡病例的 27.0%。全国肺癌死亡率为 45.9/10 万，其中男性死亡率（61.5/10 万）高于女性（29.4/10 万）。

尽管在过去几十年中，我国肺癌的诊疗水平取得了较大的进步，但目前肺癌预后仍然较差。我国人群肺癌五年生存率为 19.7%。男性肺癌五年生存率（16.8%）低于女性（25.1%）；农村肺癌五年生存率

（15.4%）低于城市地区（23.8%）。城市男性肺癌五年生存率（19.3%）高于农村男性（14.3%）；城市女性肺癌五年生存率（30.8%）高于农村女性（17.7%）。

62 肺癌的危险因素有哪些？

大量的流行病学研究表明，肺癌发生的主要危险因素包括以下方面。

（1）吸烟和被动吸烟。吸烟是目前公认的肺癌最重要的危险因素。香烟在点燃过程中会形成60余种致癌物。吸烟与肺癌危险度的关系，跟烟草的种类、开始吸烟的年龄、吸烟的年限、吸烟量有关。被动吸烟也是肺癌发生的危险因素，主要见于女性。

（2）室内污染。室内污染主要包括室内燃料和烹调油烟所致的污染。

（3）室内氡暴露。氡是一种无色、无嗅、无味的惰性气体，具有放射性。当被吸入体内后，氡发生衰变的放射性粒子可对人的呼吸系统造成辐射损伤，引发肺癌。

（4）室外空气污染。室外空气污染物中的致癌物主要包括苯并芘、苯，一些金属、颗粒物质，臭氧等。研究发现，空气中细颗粒物（PM 2.5）每增加 10 $\mu g/m^3$，肺癌死亡风险增加 15% ～ 21%。

（5）职业因素。多种特殊职业因素可增加肺癌的发病风险，包括石棉、石英粉尘、镍、砷、铬、二氯乙醚、矿物油、二氯甲醚等。

（6）遗传易感性。遗传因素在肺癌的发生和发展中具有重要作用。一级亲属（指父母、子女及亲兄弟姐妹）肺癌家族史是肺癌的危险因素。

63　肺癌高危人群如何进行筛查？

在高危人群中开展肺癌筛查有益于发现早期肺癌，提高治愈率。低剂量螺旋 CT（LDCT）对发现肺癌的敏感度是常规 X 线胸片的 4 ～ 10 倍，可以检出早期周围型肺癌。因此，全球均推荐采用 LDCT 作为肺癌高危人群的筛查手段。

64　得了肺癌后会有哪些表现？

肺癌的临床表现具有多样性但缺乏特异性，因此常导致肺癌诊断的延误。早期肺癌通常不表现出任何症状，常是在健康体检或因其他疾病行胸部影像学检查时发现的。

常见肺癌的临床表现包括以下几种：①原发肿瘤本身局部生长引起的症状，包括咳嗽、咯血、呼吸困难、发热、喘鸣；②原发肿瘤侵犯邻近器官、结构引起的症状，包括胸腔积液、声嘶、吞咽困难、上肢肿胀等；③肿瘤远处转移引起的症状，最常见的是中枢神经系统转移而出现的头痛、恶心、呕吐等症状，骨转移则通常出现较为剧烈而且不断进展的疼痛症状。

65 早期肺癌可以治愈吗？

早期肺癌是有治愈的可能的。早期肺癌一般病灶比较局限，无区域淋巴结及远处的转移，因此早期肺癌治愈率相对较高。但肺癌早期症状并不明显，容易延误病情而致预后变差。如果发现及时，及早采取合理的治疗手段，控制病情后注意个人调养，脱离致癌环境，如戒烟，改变工作、生活环境等，并积极进行适当锻炼，增强个人体质，是有临床治愈的可能的。

66 肺癌分哪几类？

肺癌的传统影像学分型，是根据肺癌的发生部位，将其分为中央型和周围型。根据病理分型，主要分为小细胞肺癌和非小细胞肺癌，非小细胞肺癌又包含鳞状细胞癌、腺癌、大细胞癌等，约占全部原发性肺癌的 80%。

67 肺癌的治疗方法有哪些，包括哪些药物治疗？

肺癌的治疗应当采取多学科综合治疗与个体化治疗相结合的原则，即根据患者的机体状况、肿瘤的病理组织学类型和分子分型、侵及范围和发展趋向，采取多学科综合治疗的模式，有计划、合理地应用手术、放疗、化疗、分子靶向治疗和免疫治疗等手段，以期最大程度地延长患者的生存时间，提高患者的生存率，控制肿瘤进展和改善患者的生活质量。

肺癌的药物治疗包括化疗、分子靶向治疗及免疫治疗。化疗分为新辅助化疗、辅助化疗、姑息化疗，应当严格掌握临床适应证，并在医师的指导下施行。化疗应当充分考虑患者的病期、体力状况、不良反应、生活质量及意愿，避免治疗过度或治疗不足。应当及时评估化疗效果，密切监测及防治不良反应，并酌情调整药物和（或）剂量。分子靶向治疗需要明确基因突变状态，依据分子分型指导靶向治疗，代表药物有吉非替尼、厄洛替尼等。近年来，以免疫检查点抑制剂（如 PD-1 单抗或 PD-L1 单抗等）为代表的免疫治疗取得了可喜的进展。已经有大量的临床研究证实，免疫治疗可延长部分肺癌患者的五年生存率，且不良反应比化疗轻，是肺癌治疗领域的一个巨大进步，代表药物有纳武单抗、帕博利珠单抗等。

关于胸膜疾病及职业性疾病

 68 胸腔积液是怎么回事，有哪些症状？

胸膜腔是正常人体肺和胸壁之间的潜在腔隙，正常情况下存在少量液体，这些液体的吸收和生成保持动态平衡，呼吸时起润滑作用。当某些病理因素导致吸收障碍或生成过多，液体在胸膜腔内积聚，就形成了胸腔积液，又称"胸水"。

胸腔积液的症状与胸腔积液量及原发疾病有关，少量胸腔积液症状不明显，部分可有胸痛，多与呼吸运动相关，咳嗽及深吸气时可加重。大量胸腔积液时多有呼吸困难、活动耐量下降、心悸等表现，多伴有咳嗽。此外，多有原发疾病的表现，如结核性胸膜炎多伴有发热、乏力、盗汗、干咳。恶性胸腔积液一般无发热，多有胸部隐痛，体重减轻。炎症性胸腔积液常伴有发热、咳嗽、咳痰、胸痛等表现。

 69 引起胸腔积液的常见原因有哪些？

根据胸腔积液性状的不同，临床上常分为漏出液

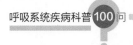

和渗出液。漏出液多由全身性疾病引起,胸腔积液多为双侧,胸腔积液中细胞及蛋白滤出较少,常见原因有充血性心力衰竭、低蛋白血症、肝硬化、肾病综合征。渗出液多与肺部疾病相关,多有胸膜渗透性增加,因而胸腔积液中细胞及蛋白成分多,最常见的有结核性胸腔积液、肺炎旁胸腔积液及恶性胸腔积液。结核性胸腔积液是我国最常见的渗出性胸腔积液,好发于中青年,多有发热、盗汗、消瘦等结核中毒症状。肺炎旁胸腔积液多为肺炎并发症,常有高热、咳嗽、咳痰、胸痛等表现,严重者可出现脓性胸腔积液,即脓胸。恶性胸腔积液为恶性肿瘤累及胸膜所致,多呈血性,增长迅速,胸腔积液中可检出恶性肿瘤细胞,预后差。

70 有胸腔积液是不是都要抽出来?

漏出液多由全身性疾病引起,胸腔积液中细胞及蛋白成分少,通过治疗原发病,可自行吸收,不易出现后遗症。

渗出液中含有较多红细胞、白细胞等细胞成分,且蛋白含量高,渗出至胸腔后不易被吸收,容易导致胸膜粘连、分隔,后期纤维蛋白机化后导致胸壁塌陷,出现胸廓畸形等后遗症，影响呼吸运动，故一旦出现，需尽快完全引流。

大量胸腔积液影响肺复张，导致呼吸困难，甚至呼吸衰竭，为缓解症状均可行胸腔穿刺或胸腔积液引流。对于少到中等量胸腔积液，如为双侧，且有充血性心力衰竭、低蛋白血症等易引起漏出性胸腔积液的病因，胸腔积液性质预判为漏出液，可先治疗原发疾病，并观察胸腔积液量变化。若无明显减少，且胸腔积液量较多而影响肺复张，导致呼吸困难，可行胸腔穿刺。如为病因不明的单侧胸腔积液，可行诊断性穿刺。如为渗出液，尤其是肺炎旁胸腔积液及脓胸，建议尽快引流，防止胸腔积液分隔影响治疗效果。由于恶性胸腔积液生长速度快且蛋白含量高，长期反复引流可导致蛋白流失过多，使得患者营养不良，因而不建议积极引流。对于此类患者，胸腔积液抽吸的目的是缓解呼吸困难。

 71 胸腔积液反复长出来，有没有什么办法？

对于漏出性胸腔积液，反复出现，多为原发疾病控制不佳，如充血性心力衰竭未控制，此时的重点为积极治疗原发疾病，并达到持续稳定控制。对于渗出性胸腔积液，反复生成，多为恶性，对于此类患者，在积极控制原发肿瘤的同时，可在胸腔内局部化疗或注射恩度，减少胸腔积液渗出，或在胸腔内注射滑石粉以固定胸膜腔，从而减少胸腔积液生成。

72 气胸是怎么回事，什么样的情况容易得气胸？

气胸是气体进入胸膜腔造成积气状态，按病因分为自发性气胸、外伤性气胸、医源性气胸。其中，自发性气胸是临床上最常见的类型，根据有无基础肺疾病，可分为原发性和继发性两类。原发性气胸多见于瘦高体型的青壮年男性，病因不明，部分可有胸膜下肺大疱。继发性气胸多见于有基础肺部病变者，如肺结核、慢阻肺、肺脓肿、肺纤维化等。

73 自发性气胸需要怎么治疗，什么情况需要行手术治疗？

自发性气胸的治疗目的是缓解症状，避免并发症，防止复发。对于首次发生的稳定型少量气胸，如无或仅有轻微症状，可采取保守治疗，即严格卧床休息，吸氧，避免用力屏气等，多在一周内自行吸收恢复。如果气胸量≥20%，或虽然气胸量<20%但症状明显，或经保守治疗效果不佳或气胸量反而增加和症状加重，可行胸腔穿刺抽气或置入胸腔引流管行气体引流。对于长期不能复张的慢性气胸，或因持续存在支气管胸膜瘘，或由于胸膜粘连使胸膜破口持续开放，可行支气管镜下瘘口封堵术，胸腔镜治疗或行剖胸手术。胸腔镜包括内科胸腔镜及外科胸腔镜。

需要行外科手术的情况有：①大量气体漏出，经胸腔引流管引流后仍不能缓解；②内科治疗一周后仍持续漏气；③反复发生气胸；④出现并发症，如血胸、脓胸等；⑤双侧气胸；⑥胸部影像可见巨大肺大疱等。

74 以前从事过粉尘相关工作，现在肺里有粉尘沉积，需要如何处理？

粉尘一旦在肺内沉积，被呼吸道巨噬细胞吞噬后是很难清除的，且无特效药治疗。所以对于尘肺病，预防永远放在首位，重中之重是避免继续接触粉尘。对于已经吸入的粉尘，通过全肺灌洗疗法可清除部分粉尘，改善部分肺功能，但其对尘肺发展有无作用目前尚无定论。其治疗的重点应该放在如何预防并发症上，患者应保持良好的生活习惯，不吸烟，坚持适当的体育锻炼，定期体检以掌握肺部病情进展情况，一旦出现并发症要积极治疗。

75 尘肺病有哪些危害？

尘肺病是由于在职业活动中长期吸入生产性粉尘而引起的以肺组织弥漫性纤维化为主的全身性疾病。当粉尘吸入并滞留在肺内深部时，刺激巨噬细胞，多形成核细胞聚集，产生炎性渗出物，损伤肺泡上皮细胞及毛细血管，最终发展为粉尘灶，导致肺组织纤维化，引起反复咳嗽、咳痰、呼吸困难，甚至咯血等表现。此外，其进一步发展可出现一系列并发症，如肺内感染，这是尘肺最常见的并发症；可破坏肺组织及脏层胸膜，导致气胸；较一般人群更易患肺结核；对于有石棉接触史的患者，更易患肺癌及胸膜间皮瘤。肺部疾病进一步发展可出现慢性肺源性心脏病，甚至呼吸衰竭。

76　打鼾是不是病，需不需要治疗？

打鼾司空见惯，常被人们认为是正常现象，有人甚至还认为打鼾是睡得香的表现。这其实是一种片面的观点。其实，打鼾可分为两种情况：一种为偶尔的打鼾；另一种为习惯性打鼾并伴有睡眠呼吸暂停。后者是引起一系列并发症的根源，如高血压、冠心病、糖尿病、高脂血症、脑血管意外等，同时也是导致白天嗜睡，进而引起工作失误、交通事故等的重要因素。近年来，多项国际研究显示，睡眠呼吸暂停综合征患者中高血压的发病率为 45% ～ 58%，明显高于一般人群（10% ～ 19%）。夜间睡眠时，每小时增加一次呼吸暂停，高血压的发病率增加 1%。

打鼾可能是潜在疾病的一种表象，患者需要及时就医，以便获得医生的诊断和治疗建议。

（1）打鼾者，做个"睡眠呼吸监测"。

对打鼾者而言，要了解自己究竟是单纯的鼾症，还是患了睡眠呼吸暂停综合征，必须进行整夜的睡眠

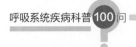

呼吸监测才能确定。

整夜的睡眠呼吸监测，医学上称为多导睡眠图监测（PSG），监测项目包括心电图、血氧饱和度、脑电图和肌电图等。通过睡眠监测，医生不仅能判断打鼾者是否患有睡眠呼吸暂停综合征，还能对患者睡眠过程中的心率、睡眠质量与觉醒情况，以及是否缺氧做出综合评价，并判断疾病的轻重程度，选择合适的治疗方案。

一般来说，多导睡眠图监测的适应证包括：①确诊有没有睡眠呼吸暂停综合征；②对睡眠呼吸暂停严重程度进行评价；③实施呼吸机治疗前，进行压力测量；④治疗后的疗效评价；⑤对病情反复者进行重新评估；⑥有夜间癫痫发作者；⑦部分失眠者；⑧有其他睡眠疾病者，如睡眠期行为异常、睡眠时出现暴力行为等。

（2）"睡眠呼吸监测"的流程。

多导睡眠图监测是无创操作。医生只需在受试者身上连接一些电极即可由电脑进行监测，过程如下：①受试者在晚9时左右到睡眠监测中心询问病史，通过交谈等使其保持平静；②检查开始时，监测人去连接检测所需的电极和导线；③受试者入睡，关闭灯源，由中央监测电脑对其夜间睡眠情况进行实时监测；④次晨 6—7 时结束监测，取下电极并清洁皮肤。

（3）"睡眠呼吸监测"的准备工作。

受试者需要做好以下准备工作。

① 测试当天，可照常工作或活动，但不要午睡，尽可能保持平时的状态。

② 自测试当天中午起，不要饮用刺激性饮料，如咖啡、茶、酒和汽水等。因为这些饮料除了会兴奋神经中枢，导致入睡困难，还可能使睡眠时肌张力发生变化，影响测试结果。

③ 测试前，不要使用镇静药物，以免加重睡眠呼吸暂停症状，影响检查结果。

④ 测试前，应先沐浴，但不要使用润肤油和发胶，男士应剃须。因为许多监测信号（如脑电图、眼动图、肌电图等）需通过贴在皮肤上的电极获得，清洁的皮肤是保证获得高质量信号的基础。此外，技术员还会使用一些化学试剂来清除安放电极处皮肤上的油脂，以获得最佳信号。这些试剂不会对人体造成危害，不必担心。

⑤ 当天不要服用泻药，测试前避免大量饮水，以减少起夜次数。

⑥ 若在服用某些药物，应告诉医生所用药物的名称、用法和用量。

⑦ 若正患感冒或鼻炎等疾病，应推迟检查日期。

⑧ 带好洗漱用品。

77 打鼾治不好，不如不治，对吗？

部分打鼾患者在自行服用了一些药物后，疗效并不满意，便认为打鼾没有好的治疗办法，于是任其发展。事实上，目前临床上有多种方法可以治疗打鼾。一种是自我行为调节法，包括控制饮食和体重、适当运动、戒烟、戒酒、停用镇静催眠药物和其他会引起或加重睡眠呼吸暂停症状的药物、侧卧位睡眠、适当抬高床头、保持鼻部通畅、白天避免过度劳累等；另一种是临床治疗方法，包括口腔矫形器、手术、无创呼吸机治疗、等离子射频及部分药物等。

治疗鼾症的手段很多，根据患者病情轻重程度不同，治疗手段各异。要明确诊断及轻重分型，需咨询专业医生。

78 小小打鼾，怎会险些送命?

生活实例：

小张，24岁，体重120千克，晚上睡觉"鼾声如雷"，白天工作"瞌睡连连"。一个月前，小张因"皮炎"住院，不料住院期间病情突然加重，出现嗜睡、乏力、呼吸困难、昏迷等症状，血气分析提示呼吸衰竭。医生给予无创呼吸机支持治疗后，他才清醒过来。经进一步检查，医生诊断他患有重度阻塞型睡眠呼吸暂停低通气综合征（OSAS）。

打鼾伴无法克制的嗜睡，可能是 OSAS 重症患者。肥胖者易患 OSAS，且小小感染即可诱发呼吸衰竭等严重问题。患有 OSAS 的老年人应及时治疗，以免出现呼吸衰竭、昏迷等严重并发症。

79　什么是肺纤维化，它有何危害？

多数肺纤维化患者找不到真正的患病原因。找不到原因的肺纤维化，被称为特发性肺纤维化（IPF）。

特发性肺纤维化的严重程度和肺癌相当，是一种严重影响患者生活质量，并且显著增加家庭和社会经济负担的疾病。特发性肺纤维化患者的生存率堪忧，五年生存率比一些肿瘤患者还糟糕，只有30%～50%。我国目前特发性肺纤维化患病人数在50万左右，且病例还在持续增加。

在所有肺部疾病中，特发性肺纤维化称得上是可怕的"隐形杀手"。特发性肺纤维化最大的问题是漏诊和误诊，当患者出现气促、呼吸困难等症状时已多属于中晚期，肺的通气功能已损害了50%以上，而中晚期特发性肺纤维化发生感染后急性加重、呼吸衰竭的概率明显增加。没有被治疗的患者肺功能下降很快，39%的患者因呼吸衰竭而死亡。特发性肺纤维化的急性加重会加快死亡的速度，因急性加重而住院的患者，有一半会在住院期间死亡。

 80 如何诊断特发性肺纤维化?

诊断特发性肺纤维化需从病史采集、临床症状、检查结果等多方面综合诊断。

（1）病史采集。需详细采集患者有无风湿类疾病及药物使用、环境、感染、遗传等情况，寻找肺纤维化可能的病因。

（2）临床症状。观察患者症状，刺激性干咳和活动后气促是两个最突出的症状，并且服用止咳药后症状不能缓解；比较明显的体征有杵状指/趾等。

（3）检查结果。

① 80%的患者肺部听诊有 Velcro 啰音（一种细湿啰音）或握雪音、捻发音，国外通常形容其为尼龙扣带的声音，还有人把它形容为用吸管喝完可乐时的声音。有这种声音就要高度怀疑为特发性肺纤维化。

② 患者肺部高分辨率 CT（HRCT）检查出现肺外围薄壁小蜂窝阴影，如同蜂巢结构或晒干的丝瓜络时，不论病变范围多少，都强烈提示为特发性肺纤维化。HRCT 是早期诊断特发性肺纤维化的关键检查项目。

③ 肺功能指标显示为限制性通气功能障碍。肺功能检查能早些诊断肺纤维化，是一项简单无痛苦的检查方法。

④ 血气检查提示氧气及二氧化碳指标异常。特发性肺纤维化存在很多并发症，其中呼吸系统并发症主要包括肺癌、肺气肿、肺动脉高压及睡眠呼吸暂停综合征。非呼吸系统并发症主要包括胃食管反流病、血栓栓塞疾病、心血管疾病及糖尿病等。

关于吸烟的危害及戒烟

 81 吸烟仅仅是一种坏习惯吗，为什么会上瘾?

吸烟可以成瘾，一旦成瘾，就是一种像高血压、糖尿病等一样的慢性疾病，该疾病名称为"烟草依赖综合征"。世界卫生组织（WHO）定义其为一种易复发性精神活性物质滥用疾病，与海洛因滥用、酒精依赖等归为一类，而不仅仅是一种坏习惯。

烟草中含有尼古丁，尼古丁通过呼吸系统，可在10～16秒的时间通过血液进入大脑，作用于大脑的神经中枢，产生多巴胺，让人感到舒适和愉悦，帮助缓解焦虑，提高食欲。这么一听好像吸烟还有点好处，但实际上，人体的多巴胺水平处于一个较为稳定的状态，即便是在高兴的情况下也不会有太大的波动。被尼古丁刺激之后，多巴胺会在短时间内上升到正常机体达不到的水平，那么当尼古丁浓度降低以后，神经得不到这种水平的刺激，就会产生焦虑、烦躁、食欲缺乏，需要补充尼古丁来维持多巴胺的水平，从而形成烟瘾。

 82　吸烟可以导致哪些疾病?

　　世界前八位致死疾病中有六种疾病(缺血性心脏病、脑血管病、下呼吸道感染、慢阻肺、肺结核和肺癌)与吸烟有关。吸烟可能引发肺、喉、肾、胃、膀胱、结肠、口腔和食管等部位的肿瘤,以及慢阻肺、缺血性心脏病、脑卒中、流产、早产、出生缺陷、阳痿等其他疾病。研究表明,吸烟是导致慢阻肺发病的重要环境危险因素,至少95%的慢阻肺患者是吸烟者。吸烟使冠心病的患病时间提前10年,患病风险增加2倍,发生心脏性猝死的相对风险升高3倍以上。吸烟使脑卒中的患病相对风险增加50%,其中患缺血性脑卒中的相对风险增加90%,蛛网膜下腔出血死亡风险增加19倍;吸烟使外周血管病的患病风险增加10～16倍,70%的动脉粥样硬化性血管闭塞和几乎所有的血栓闭塞性脉管炎都与吸烟相关。吸烟者烟量越大、烟龄越长和开始吸烟的年龄越早,患吸烟相关疾病的风险就越大。

83　二手烟危害大吗？

二手烟指人们燃烧卷烟、水烟等烟草制品时弥漫在餐厅、办公室或其他封闭空间内的烟雾。二手烟中含有数百种已知有毒或致癌的化学物质，其中至少有69种致癌物，包括重金属、烟草特有亚硝胺及多环芳烃等有害物质，可损害遗传物质和干扰细胞正常分裂，破坏机体的免疫功能，引起癌症和畸形的发生。二手烟暴露可使成人和儿童患多种疾病，可增加成人患肺癌、心血管疾病和慢阻肺等的风险，损害肺功能。二手烟暴露对儿童健康的危害涉及儿童生长发育的各个阶段，胎儿期母亲吸烟或二手烟暴露，以及婴儿出生后的二手烟暴露均可能使婴幼儿患多种疾病，如婴儿猝死综合征、急慢性呼吸系统疾病、急慢性中耳疾病，诱发或加重哮喘，并且可能影响儿童的肺功能发育。

 84　"低焦油烟、细烟、淡型烟、女性烟、中草药烟、茶烟、养生卷烟" 没什么危害，对吗？

这样的说法是错误的，没有一种安全、健康、科学的吸烟方法！低焦油等卷烟和普通卷烟一样都会危害健康！美国菲利普·莫里斯公司在1977年公布的一份研究报告承认，烟民实际摄入的量比机器测得的焦油量要高3倍。低焦油不等于低危害，焦油量降低不代表其他危害物质甚至致癌物质（如亚硝胺类、多环芳烃等）也降低。

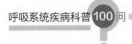 85　电子烟可以帮助戒烟吗？

电子烟同样有害。电子烟是一种模仿卷烟的电子产品，有着和卷烟一样的外观、烟雾、味道甚至感觉，将"烟油／液"通过雾化、加热等方法变成各种味道的蒸汽后供烟民吸食。主流观点（包括中国和美国）指出，电子烟是卷烟的替代品，而不是戒烟工具。WHO提出：电子烟有害公共健康，气雾中除含有尼古丁，其中有毒有害物质（丙烯醛、苯二醇、甲醛、亚硝胺）的水平和普通香烟无明显差别，且电子烟口味丰富，青少年出于好奇容易模仿。欧美多国公共场合已经禁止吸食电子烟。

86　饭后吸烟有何危害?

人们常说"饭后一支烟，赛过活神仙"，很多人吃完饭后都会忍不住要抽一支烟。那么饭后吸烟的危害有哪些呢? 饭后抽烟，不仅把大量的尼古丁吸到了肺里，还通过肺部的血管传送到全身的血液中，会给人带来短暂的兴奋和愉悦感。但是饭后吸烟的危害远远大过平时吸烟的危害，因为饭后吸烟会让人体的蛋白质吸收和碳酸氢盐（俗称重碳酸盐）分泌被抑制，在一定程度上阻碍食物在肠胃中的消化作用，导致身体对营养吸收不良; 饭后吸烟还会使胆汁的分泌增多，造成肠胃功能紊乱，引起腹部疼痛症状，肠胃炎等疾病患者，要杜绝饭后吸烟。饭后吸烟是一种严重影响身体健康的行为，不仅会给肠道和胃部带来影响，还会给身体其他脏器带来损害，所以千万不要在饭后吸烟。

87　现在戒烟来得及吗,如何做好戒烟准备?

烟草几乎可以损害人体的所有器官，而戒烟则能够有效阻止或延缓吸烟相关疾病的进展。研究发现，戒烟1年后冠心病患者死亡的风险大约可减少一半，而且随着戒烟时间的延长会继续降低，戒烟15年后，冠心病患者死亡的绝对风险将与从未吸烟者相似；戒烟和防止二手烟暴露是防治慢阻肺的最重要手段，戒烟是目前被证实能够有效延缓肺功能进行性下降的唯一办法；戒烟还可以减少脑卒中、外周血管性疾病、肺炎及胃、十二指肠溃疡的发病率和死亡率。因此，戒烟是治疗各种与吸烟相关的疾病的重要措施。戒烟还可减少周围人群尤其是家人二手烟暴露的危害。各年龄段戒烟均有益处，而且"早戒比晚戒好，戒比不戒好"。无论何时戒烟，戒烟后均可赢得更长的预期寿命，且戒烟越早、持续时间越长，健康获益就越大。

想要开始戒烟，就要提前做好准备：明确戒烟原因，强化戒烟意愿；扔掉所有烟草制品和吸烟相关的用具；告知您的家人、朋友和同事，您正准备戒烟；开始延迟吸第一支烟的时间5～10分钟；确定一个戒烟日；减少在可以吸烟的场所停留的时间；找到适合自己的戒烟方法；尽量保持忙碌状态，即使是在休闲时间；避免他人在自己面前吸烟；考虑是否需要使用戒烟药物及专业医生的戒烟帮助。

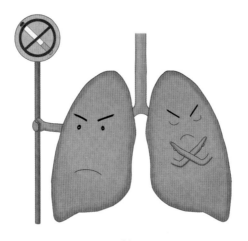

戒烟

　　戒烟过程中不仅要克服生理依赖，还要克服心理依赖，改变行为习惯。WHO 推荐的科学有效的戒烟方法包括心理行为干预及辅助的戒烟药物治疗，可以咨询戒烟门诊。戒烟过程中意志力是必需的，同时也鼓励使用戒烟药物来减轻戒烟过程中的不适症状，提高戒烟成功的概率。

88　戒烟会生病吗？

　　有的人戒烟后会出现易激惹，易产生挫折感或愤怒、失眠、焦虑、食欲增加或体重增加、坐立不安、烦躁或抑郁、注意力集中困难，其实这些都是戒断反应，不是真的生病，在戒烟1个月之后症状会逐渐减轻，最后消失。当然，如果烟龄时间比较长，这个时间会有所延长，大家不要因为有戒断反应就放弃戒烟。虽然戒断反应的症状比较多，但是对身体不会造成什么实质性伤害，反而是身体在戒烟后进行的一种自我调节，是身体在逐渐变好的过程。还有一种情况是戒烟后先前的潜在疾病被发现，而不是戒烟导致疾病发生。

关于肺功能检查

 89　肺功能检查和 CT 检查哪个准?

其实，这两者是根本没有可比性的。胸部 CT 检查反映的是肺内结构问题，类似于查看汽车里的发动机及各个零部件是否齐全，所以只是反映肺内有无病变，肺结构有无异常情况。可用于检查肺部感染，肺间质病变，有无肿瘤、结核等。

而肺功能检查则是检测肺的功能，类似于车所有部件都齐全，但车的性能不同，所以每个人的肺结构可能都呈正常状态，但肺功能检查结果差异较大。肺功能检查可用于明确咳嗽、呼吸困难的原因，有无慢阻肺、哮喘，评估疾病的严重程度及疗效和预后，各种大手术前的评估等。

90　肺功能检查的目的是什么，什么情况下需要做?

肺功能检查主要用于评估肺的通气功能和换气功能，可以查出早期肺部及其他部位的病变，如支气管哮喘、慢阻肺、间质性肺病、肺气肿等，也可以用于鉴别引起呼吸困难的原因，判断气道阻塞的部位，评估肺部病变的严重程度。肺功能检查具有简便、快速、灵敏度高、重复性好的优点。

肺功能检查不仅可以排查呼吸系统疾病，也可以用作健康体检及术前评估的指标，具体适用于以下情况。

（1）长期慢性反复咳嗽、咳痰，怀疑有支气管哮喘、慢阻肺、反流性食管炎等疾病者。

（2）存在呼吸困难，且原因不明，需要鉴别原因，判断气道阻塞的部位者。

（3）诊断为哮喘、支气管扩张、慢阻肺等疾病人群，肺功能检查有助于明确严重程度，指导制订相应的治疗方案。

（4）行胸部外科或上腹部手术者，术前做肺功能检查可判断手术耐受力及术后发生并发症的可能性。

（5）日常健康体检，需要评估劳动强度和耐受力的人群。

（6）活动后出现胸闷、气短者，特别是在活动过程中症状逐渐加重者。

（7）长期吸烟或被动吸烟，以及在工作环境中长期接触污染气体、粉尘等可能导致职业性肺病的高危人群。

 91　做肺功能检查要注意些什么?

测试前须安静休息 15 分钟。

必须学会用嘴巴呼吸,整个过程只能用嘴巴呼吸,不能用鼻子呼吸。

用力肺活量是检查时最重要的指标,检查时须听从医生的指令,吸足气后,用最大的力气,以最快的速度(爆发力)向外呼气,坚持6秒或等1秒平台出现。

 92　FENO 是什么检查,要做哪些准备?

呼出气一氧化氮(FENO)是通过仪器检测呼出气体中一氧化氮(NO)的浓度,诊断疾病、管理疾病的有力工具,是国际上首个同时也是目前唯一用于临床常规的直接检测气道炎症的生物学指标。一氧化氮由人体自身产生,炎症发生时升高,与嗜酸性细胞炎症相关。FENO 适用于哮喘、不明原因慢性咳嗽、慢阻肺等呼吸系统疾病的诊断和管理。

检查前需做的准备:检查前 1 小时应避开影响因素(剧烈运动、吸烟、饮食、喝咖啡、喝酒、用力呼吸、糖皮质激素的应用），如果同时有肺功能检查及舒张试验的，须先做 FENO。

93 FENO 这个检查很难完成，应怎样配合？

检查时不要紧张，包住小咬口，听从医生指导，并同时观察视频，动态调整呼气的力度，呼气过程持续吹气不能中断，保持一定的口压才能完成。

94 肺功能检查会有不适吗，对身体有没有伤害？

肺功能检查是一种物理检查方法，对身体无任何损伤，无痛苦，用力呼吸后有可能会有一定的不适，如过度换气引起手麻、头晕，一般休息一会儿便可缓解或消失。

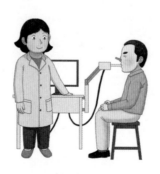

肺功能检查

十六　关于雾化氧疗及呼吸衰竭

 95　常用的吸入器有哪几种类型，具体怎么使用？

常用的吸入器主要有以下三种类型。

（1）定量吸入器。大多由喷嘴和金属药罐组成，使用时通过按压金属药罐产生喷雾。可搭配除雾器使用，提高吸入效率。

（2）干粉吸入器。分为单剂干粉吸入器和多剂干粉吸入器。单剂干粉吸入器的药物封存在胶囊中，每次使用时需先将药物胶囊放入吸入装置；多剂干粉吸入器的药物封存在吸入装置中，可使用多次，每次使用时通过触发吸入装置的开关吸入药物。两种吸入器的药物均为粉末状固体。

（3）软雾吸入器。通过触发吸入器开关产生薄雾状的药物供吸入。因生产厂商不同，即使是同一类型的吸入器也可能在用法上存在部分差别，应严格参照随吸入器附带的吸入器使用说明书进行使用，部分吸入器使用说明书上还配有线上教学视频供参考，如仍有疑问建议咨询您的主治医生，因为几乎所有吸入器都可能因使用方法不当严重影响治疗效果。

 96　如何知道吸入器中的药物是否用完，需要清洁吸入器吗?

一般装有多剂量的吸入器上都带有剂量计数器，可记录剩余药量，如计数器读数为0，表示已无药物，应丢弃。建议在吸入器计数器读数为0之前准备好续用药物，避免药物中断。部分吸入器上的计数器可能设定为每5～20吸跳动1次，一般会在说明书上注明，建议发现吸入1次药物后计数器未跳动时先仔细阅读吸入器使用说明，切勿盲目反复触发吸入器开关。

是否需要清洁吸入器，视吸入器不同而异：定量吸入器建议每周清洁1次，取下药罐和喷嘴盖，不要清洁或浸泡金属药罐，用流动水冲洗喷嘴30～60秒，甩干喷嘴内水分自然晾干后重新装好药罐；干粉吸入器不需要清洁，尤其避免水洗，如发现喷嘴处较脏可用干布擦拭；软雾吸入器需每周清洁1次，可用干净的湿巾擦拭喷嘴内外。

？ 97 吸入性糖皮质激素有什么副作用？

正确使用吸入性糖皮质激素通常没有副作用或只有轻微副作用。常见副作用如下。

（1）鹅口疮。这是一种真菌感染，可表现为口腔疼痛和白斑。每次使用吸入器后充分漱口或冲洗口腔有助于预防鹅口疮，如仍有发生，建议咨询医生，必要时药物干预。

（2）声音嘶哑。

（3）咽痛或口腔疼痛。

一些长期大剂量使用的患者还可能出现其他副作用，如食欲增加、瘀斑、感染、骨质疏松、儿童生长缓慢。

？ 98 氧疗有什么好处，什么情况下需要长期氧疗？

对于较轻的低氧血症患者，即不吸氧下动脉血氧分压（PaO_2）>60 mmHg 或血氧饱和度（SO_2）>88%，氧疗可以改善其生存质量、心血管并发症、运动耐量、住院频次、抑郁、认知功能等情况；对于较严重的低氧血症患者，除上述外还可能改善部分疾病

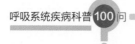

的预后、生存率，尤其是对慢性肺疾病、肺心病、睡眠呼吸暂停低通气综合征患者。

一般情况下，慢性肺疾病患者如同时存在较严重的低氧血症，即不吸氧下动脉血氧分压（PaO_2）≤55 mmHg 或血氧饱和度（SO_2）≤88%，建议长期辅助氧疗（包括医院内吸氧或家庭氧疗），如果患者存在肺心病、右心衰竭或红细胞增多（血细胞比容>55%），即不吸氧下动脉血氧分压（PaO_2）≤59 mmHg 或血氧饱和度（SO_2）≤89%，则需要长期辅助氧疗。对于一些在清醒静息状态下血氧饱和度正常的患者，仍需要关注他们在睡眠或活动时的氧合情况，如血氧饱和度或血氧分压符合上述条件，可考虑在睡眠或运动时辅助氧疗。

99 用雾化器吸入药物与用吸入器吸入药物有什么区别？

部分疾病的药物（尤其是慢阻肺和哮喘），既可以使用雾化器吸入也可以使用吸入器吸入，但两者确实存在一定差别。相较于吸入器，雾化器吸入对患者的配合度要求不高，吸入器常因患者使用方法不当严重影响治疗效果，而雾化器一般不会产生这一问题；并且雾化器允许更高剂量的药物吸入或持续吸入，一些新型雾化器还有助于使更小的雾化微粒进入肺部，提高治疗效果。但对于家用雾化器，如患者缺少相关医学知识，极易造成污染而引发疾病，并且雾化器相对价格昂贵、不易携带，每次雾化时间较长，操作步骤烦琐，患者不易掌握，造成患者依从性差。因此，雾化器吸入药物常常适合院内在医护人员指导下使用，而吸入器吸入药物适合院外家庭长期维持治疗使用。

100 什么是呼吸衰竭？

呼吸衰竭是指各种原因引起的呼吸功能受损，导致气体交换不能维持正常的动脉血气水平，具体指在海平面、静息状态、呼吸空气情况下，动脉血氧分压（PaO_2）<60 mmHg，伴或不伴二氧化碳分压（PCO_2）>50 mmHg。需排除非呼吸功能受损引起的低氧血症，如血液解剖分流等。引起呼吸功能受损的原因可能不仅仅限于肺内，神经系统疾病、心脏疾病、发育畸形等都可能引起呼吸衰竭。一旦出现呼吸衰竭往往需要

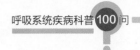
呼吸机辅助通气治疗（因原发疾病不同，具体到个人需听从主治医生的建议）。因呼吸衰竭属于较严重的病理生理改变，严重的甚至危及生命，一旦出现应根据医生建议及时查明原因并治疗。

参考文献

[1] 葛均波，徐永健，王辰. 内科学 [M]. 9 版. 北京：人民卫生出版社，2018.

[2] 刘又宁. 呼吸内科学高级教程 [M]. 北京：中华医学电子音像出版社，2021.

[3] 俞森洋，蔡柏蔷. 呼吸内科主治医生 760 问 [M]. 3 版. 北京：中国协和医科大学出版社，2017.

[4] 陈荣昌，钟南山，刘又宁. 呼吸病学 [M]. 3 版. 北京：人民卫生出版社，2022.

[5] 中华预防医学会劳动卫生与职业病分会职业性肺部疾病学组. 尘肺病治疗中国专家共识（2018 年版）[J]. 环境与职业医学，2018，35（8）：677–689.

[6] Huscher D, Thiele K, Gromnica-Ihle E et al. Dose-related patterns of glucocorticoid-induced side effects [J]. *Ann Rheum Dis*, 2009, 68(7): 1119–1124.

[7] Lacasse Y, Tan A M, Maltais F et al. Home oxygen in chronic obstructive pulmonary disease [J]. *Am J Respir Crit Care Med*, 2018, 197(10): 1254–1264.

[8] Hardinge M, Annandale J, Bourne S et al. British

Thoracic Society guidelines for home oxygen use in adults [J]. *Thorax*, 2015, 70 (Suppl 1): i1–43.

[9] 克利尼，霍兰德，皮塔，等．呼吸康复基础教程 [M]. 王辰，主译．北京：人民卫生出版社，2019.

[10] 霍奇金，塞利，康纳斯．肺康复成功指南 [M]. 袁月华，解立新，葛慧青，等，主译．4 版．北京：人民卫生出版社，2019.

[11] 中华人民共和国国家卫生健康委员会．中国临床戒烟指南（2015 年版）[J]. 临床指南汇编数据库，2019，1(1)：e52-e70.

[12] 中华医学会呼吸病学会肺栓塞与肺血管病学组，中国医师协会呼吸医师分会肺栓塞与肺血管病工作委员会，全国肺栓塞与肺血管病防治协作组，等．中国肺动脉高压诊断与治疗指南（2021 版）[J]. 中华医学杂志，2021，101(1)：11-51.

[13] 中华医学会呼吸病学会肺栓塞与肺血管病学组，中国医师协会呼吸医师分会肺栓塞与肺血管病工作委员会，全国肺栓塞与肺血管病防治协作组，等．肺血栓栓塞症诊治与预防指南 [J]. 中华医学杂志，2018，98(14)：1060-1087.